特定非営利活動法人 日本歯周病学会　編

高齢者の歯周治療ガイドライン 2023

Periodontal treatment guidelines for the elderly 2023

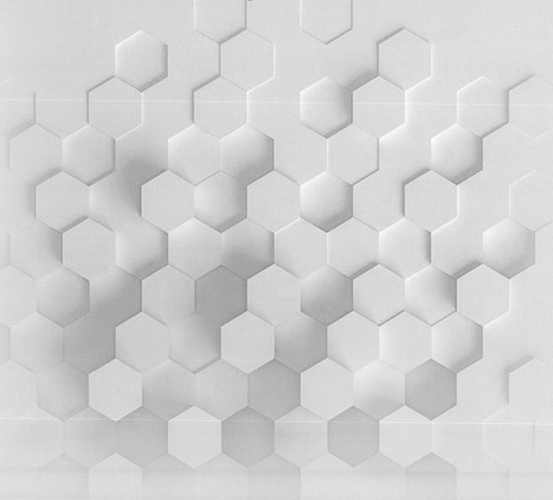

医歯薬出版株式会社

「高齢者の歯周治療ガイドライン 2023」刊行に寄せて

　日本の総人口に対する 65 歳以上の高齢者の割合（高齢化率）は，1950 年には 4.9% でしたが，2023 年に 29.1% となり，世界一の高齢社会を迎えました．2022 年の歯科疾患実態調査では，75〜84 歳の 51.6% が「8020」を達成し，4 mm 以上の歯周ポケットを有する人の割合は 47.9% で，高齢になるほどその割合は増加し，65〜74 歳で 56.2%，75 歳以上で 56% であり，歯周病を有する高齢者が今後ますます増加すると思われます．歯周病と全身疾患の関係がクローズアップされ，国民の約 3 割を占める高齢者に対する歯周治療は，口腔と全身の健康を維持する点からも重要であることから，高齢者に対する歯周治療のガイドラインが必要であると考えました．

　日本歯周病学会では，2007 年に歯周治療の総論である「歯周病の診断と治療の指針 2007」と，2008 年に各論である「歯周病の検査・診断・治療計画の指針 2008」を作成し，2015 年に上記 2 つの指針を統合・改訂した「歯周治療の指針 2015」を，2022 年にはその改訂版として「歯周治療のガイドライン 2022」を発刊しました．「歯周治療のガイドライン 2022」中には，高齢者，有病者あるいは在宅医療，周術期，障害者への歯周治療に際し，医療従事者との連携を含めた考慮すべき事項が，限られた内容ですが記載されています．そのため，本ガイドラインでは高齢者にターゲットを絞り，多方面からの記載をお願いし，作成して頂きました．

　本ガイドラインを参考として，歯周病および歯周治療の正しい理解と，高齢者に適切な歯周治療を行うことで，高齢者の口腔保健の向上のみならず，全身の健康維持および増進に寄与することを期待しています．

　最後に，本ガイドラインの編纂に尽力頂いた，ガイドライン作成委員会（日本歯周病学会編集委員会）佐藤聡委員長，委員各位ならびに医歯薬出版の編集部の皆様に深く感謝いたします．

2024 年 2 月
特定非営利活動法人　日本歯周病学会
前理事長　小方　頼昌

特定非営利活動法人　日本歯周病学会編

「高齢者の歯周治療ガイドライン 2023」　ガイドライン作成委員会

（日本歯周病学会 編集委員会）

委員長　　佐藤　　聡（日本歯科大学新潟生命歯学部歯周病学講座）

副委員長　前田　博史（大阪歯科大学歯学部口腔治療学講座）

委　員　　荒川　真一（東京医科歯科大学大学院医歯学総合研究科生涯口腔保健衛生学分野）

　　　　　伊藤　　弘（日本歯科大学生命歯学部歯周病学講座）

　　　　　鴨井　久博（たなべ歯科クリニック）

　　　　　小林　哲夫（新潟大学医歯学総合病院歯科総合診療科）

　　　　　根本　英二（東北大学大学院歯学研究科歯内歯周治療学分野）

　　　　　両角　祐子（日本歯科大学新潟生命歯学部歯周病学講座）

　　　　　山本　直史（岡山大学病院卒後臨床研修センター歯科研修部門）

　　　　　若林　健史（若林歯科医院）

執筆協力者　佐藤　裕二（昭和大学名誉教授・さとう歯科）

CONTENTS

Periodontal treatment guidelines for the elderly
2023

高齢者の特徴と歯周病

❶ 日本における高齢者の歯周病の現状

1. 高齢者の残存歯数は増加し，歯周病罹患者が増加している

　歯科医学の発展と8020運動の気運の高まりによって，高齢者の残存歯数は年々増加している．当初は達成困難と思われた目標値（80歳20本）の達成者率は，2016（平成28）年の歯科疾患実態調査[1]において51.2%に到達した（図1-1）．同じく厚生労働省による歯科疾患実態調査では，地域歯周疾患指数（CPI：community periodontal index）を用いて歯周病の実態が調べられている．この中で歯肉に所見（プロービング時の出血，歯石の沈着，歯周ポケットが4mm以上のいずれかの所見）を有するものの割合は，1999（平成11）年の調査以降，各年代で減少傾向にあるが，75歳以上，特に85歳以上では増加傾向が顕著である（図1-2a）．また，4mm以上の歯周ポケットを有するものに限定して割合をみると，2016（平成28）年ではすべての年齢階級において，これまでの年に比し，割合が増加している．特に75歳以上の後期高齢者では，ポケット保有率の上昇が顕著であり，年々増加する傾向にある（図1-3a）．高齢者人口の増加とポケット保有率の上昇はすなわち歯周炎罹患者数の大きな増加を意味する．しかしながら，対象歯のないもの（無歯顎者）を除外すると，データが大きく変化する．歯肉に所見を有する高齢者の割合は約80%で高値を示すものの，経年的に減少傾向を示す（図1-2b）．一方で，対象歯のないものを除外しても，4mm以上の歯周ポケットを有する高齢者の割合には改善傾向がない（図1-3b）．無歯顎者が減少したこと，そして歯周ポケット除去ではなく炎症コントロール（プラークコントロール）を中心とした治療が高齢者に普及しつつある実態が伺える．

　高齢者への治療が普及しつつあるものの，わが国の地域疫学調査では，高齢者，あるいは要介護になることで歯周組織の状態が不良になることが報告されている[3-6]．また，55歳以降の年代において，抜歯に至る一番の原因は依然として歯周炎であり[7]，抜歯原因の50%近くに及んでいる（図1-4）．日本の状況に比し，アメリカならびにスウェーデンにおいては，高齢者の現在歯数が経年的に増加し，同時に歯周組織状態が改善傾向にあることが報告されている[8,9]．

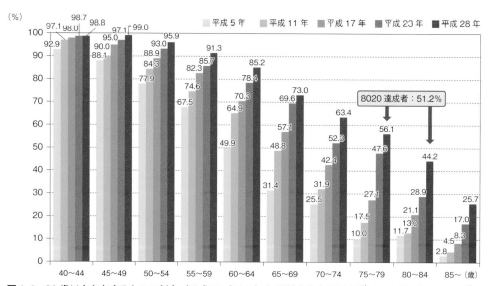

図1-1　20歯以上を有するものの割合（平成28（2016）年歯科疾患実態調査）[1]（厚生労働省，2021.[2]）

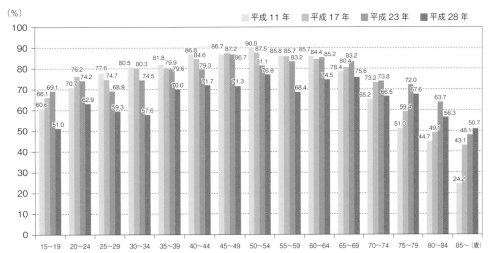

図1-2a　歯肉に所見を有するものの割合（平成28（2016）年歯科疾患実態調査）[1]（厚生労働省，2021.[2]）

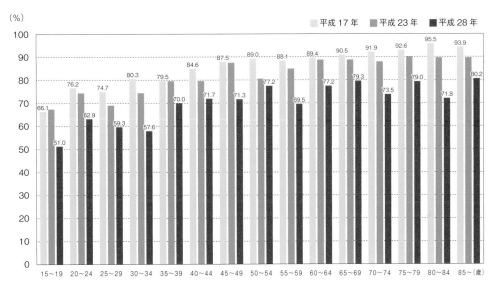

図1-2b　歯肉に所見を有するものの割合〈対象歯のないものを除外した場合〉（平成28（2016）年歯科疾患実態調査）[1]（厚生労働省，2021.[2]）

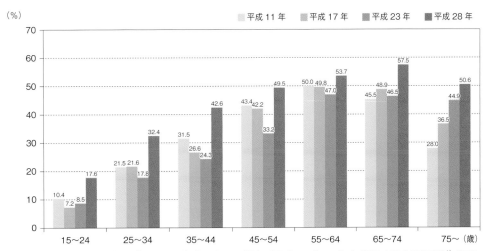

図1-3a　4mm以上の歯周ポケットを有するものの割合（平成28（2016）年歯科疾患実態調査）[1]（厚生労働省，2021.[2]）

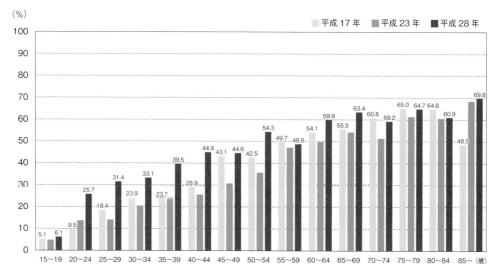

図 1-3b　4mm 以上の歯周ポケットを有するものの割合〈対象歯のないものを除外した場合〉（平成 28 （2016）年歯科疾患実態調査）[1]（厚生労働省，2021.[2]）

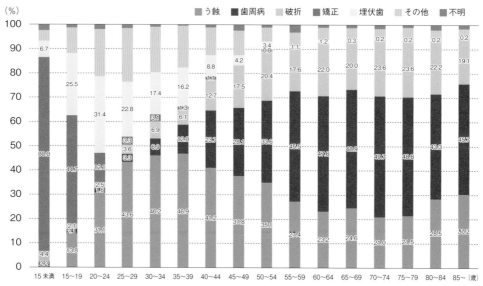

図 1-4　年齢階級別抜歯のおもな原因（永久歯の抜歯原因調査）[7]（厚生労働省，2021.[2]）

2. 高齢者には重度歯周炎患者が多い

　加齢に伴い，歯周組織では細胞数減少と機能低下が起こる．歯槽骨には多孔性変化が，そして歯根膜組織では歯根膜線維の減少，あるいは硝子化や石灰化などの退行性変化が認められるようになる．さらに身体的な機能低下と全身疾患の発症により，高齢者の歯周炎リスクが高くなることは容易に推測できる．

　2016 年の歯科疾患実態調査[1] の結果では 70 代から無歯顎者の割合が増加している（図 1-5）．歯を喪失する最も大きな要因が歯周炎であることを考慮すると，歯周炎が 70 歳以降で急速に進行するケースが多いことがわかる．6mm 以上の歯周ポケットを有するものの割合は 60 代以降に大きな変化を示さないが，無歯顎者の増加と残存歯数が減少していることを考えると歯周炎が重度なものの割合は，年齢とともに増加していると推測される．歯科疾患実態調査の結果と同様に田中ら[10] は前期高齢者以前の 60 代から重度歯周炎患者が増加することを報告している．プロービング

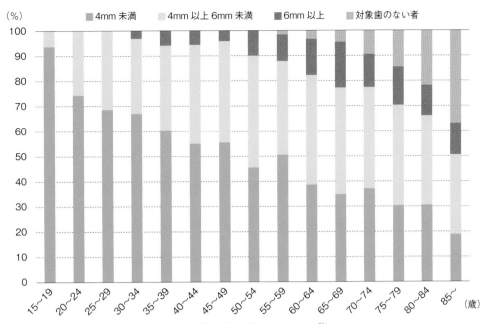

図1-5　年齢階級別歯周ポケット保有者の割合（厚生労働省，2016.[1])）

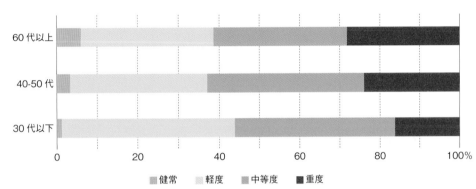

図1-6　年齢階級別プロービング深さを基準にした歯周病進行度の割合（田中ほか，2017.[10])）

深さの平均値が 5.0 mm 以上のものとプロービング深さ 4.0 mm 以上の部位が 30% 以上あるものを重度歯周病と判定した場合，60 歳以上の患者群では 30% に近い割合で重度歯周病患者が存在する（図 1-6）．

3.　75 ～ 80 歳にかけてセルフケアの低下が起こり，歯周炎リスクが増加する

　　高齢者に長期メインテナンスを行っていると，プラークコントロールが非常に良好だった患者が年齢とともにコントロール不良となるケースを経験することがある．そして時期を空けず通院が困難な状況に陥ることが多い．脳血管疾患や認知症などによって要介護認定を受けるものの割合は 75 ～ 80 歳にかけて急増し（表 1-1），これに呼応するように，歯間ブラシ，あるいはフロスを使用している患者の割合が著しく低下する（図 1-7）．身体機能の低下によってセルフケアが困難となるのはこの年代に多く，プロフェッショナルケアの充実を図るための歯周治療方針の転換が必要な時期となる．

表 1-1　要介護認定の状況（内閣府，2019.[11]）

単位：千人，（　）内は%

65 ～ 74 歳		75 歳以上	
要支援	要介護	要支援	要介護
239 (1.4)	507 (2.9)	1,489 (8.8)	3,953 (23.3)

資料：厚生労働省「介護保険事業状況報告（年報）」（平成 28 年度）より算出
※1　経過的要介護のものを除く
※2　（　）内は 65 ～ 74 歳，75 歳以上それぞれの被保険者に占める割合

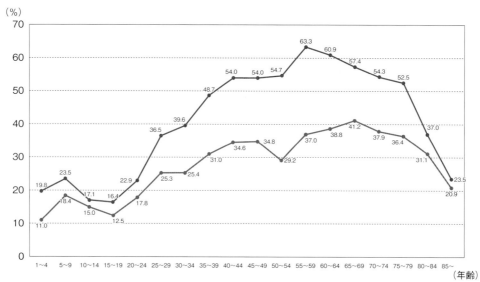

図 1-7　デンタルフロスまたは歯間ブラシの使用率（グレー：男性，赤：女性）（厚生労働省，2021.[2]）

4. 通院困難になった患者への歯科医療（歯周治療）提供を充実させる必要がある

　近年では歯科診療所受診者の 40％以上が高齢者となっている[12]．健康な高齢者には一般的な歯周治療を実施できる．一方，リスクを持つ高齢者の歯周治療に対しては，後章に記す要因を中心として心身の医学情報，生活環境，あるいは経済状況などを踏まえたゴール設定とテーラーメイド医療の実践が求められる．「多様性」を特徴とする高齢者に対しては画一的な基準を設けることが難しく，類似の症例報告などを参考に，試行錯誤しながらゴールと治療法を模索しているのが実態ではないだろうか．治療には内科学，老年医学などの知識が求められるようになり，容体悪化への対策を講じる必要がある．

　通院可能な自立高齢者が増加していると同時に，当然のことながら通院困難な高齢者の数も増加している．特に 75 歳以降は要介護高齢者の増加とともに歯科診療所受療率が低下する[13, 14]．歯肉炎および歯周病では，有訴者率が高値を維持しているにもかかわらず受療率が補綴やう蝕よりも早い時期（70 歳以降）に低下する（図 1-8，9）．高齢者に歯周治療の重要性が周知されていない実態が懸念される．

　2010 年には認知症患者が 280 万人，要支援・要介護高齢者の数が 482 万人であったが，2030 年には，それぞれの数が倍近くになると予測されている[15]．訪問歯科診療の実施状況をみると，件数は増加傾向にあり，歯科診療所の約 20％が毎月平均 12 件強の訪問歯科診療を行っている．しかし，この実施件数は，全要介護高齢者を対象とした月 1 回の定期的管理を中心とした在宅歯科医療サービスを想定した場合，3.6％の充足率に過ぎない[16]．

　介護保険施設での計画的な歯科医療（いわゆる口腔ケア）実施状況は，口腔機能維持管理体制加

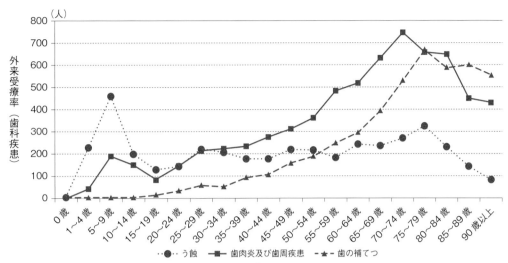

図 1-8　歯科疾患の外来受療率（厚生労働省，2021.[13]）

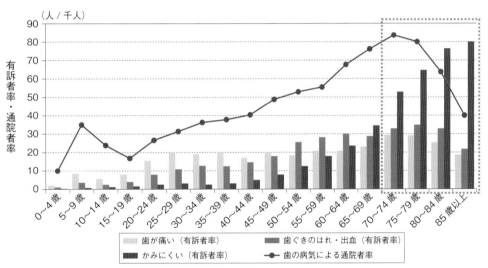

図 1-9　歯科疾患に関する有訴者率と通院者率（厚生労働省，2017.[14]）

算（介護報酬改定によって廃止．現在，同義のものとして口腔衛生管理加算が設けられている）の算定状況で計ることができる．算定のためには，「口腔ケア・マネジメントに係る計画」を作成することが要件となっており，約半数の施設で算定されている[17]．算定していない理由としては，「算定要件である歯科衛生士（歯科医師）がいない」が最も多くなっている．

　「歯科訪問診療における診療内容」をみると，口腔内診査・症状確認の実施率が一番高く，次いで，口腔衛生指導，義歯調整の順となっている（図 1-10）．歯周組織検査と歯周治療の実施率は 10 〜 20％程度であり，高い値とはいえない．全身状態などの要因から，積極的な歯周治療が実施されていない実状を表すものかもしれない．

　歯周炎対策のもととなる歯科検診の受診率は年々増加傾向にある．すなわち，2009 年に 34.1％であった受診率が 2016 年には 52.9％に増加している[19]．これに対して，介護施設での定期的な歯科検診実施率は 2011 年の調査時が 19.2％，そして 2016 年が 19.0％であり[20]，実施率向上の対策が必要な状況にある．

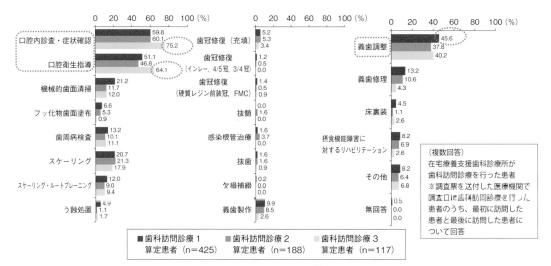

図 1-10 「歯科訪問診療における診療内容」（厚生労働省，2016.[18]）

5. 調査からみえてくる課題

① 高齢者，特に要介護高齢者の歯周炎状態と治療内容，そして効果判定の詳細なデータが不足しており，調査が必要である．そのためにも，より多くの歯周病専門医が介護医療現場へ進出する必要がある．

② 2016 年の歯科疾患実態調査では，年齢階級を問わず 4 mm 以上の歯周ポケットを有するものの割合が増加しており，生涯にわたるシームレスな歯周炎予防と治療を実践することが必要である．セルフケアが困難になる前に歯周炎リスクを低減し，管理が行いやすい口腔環境を構築しておく必要がある．

③ セルフケアが困難になる時期を見極め，以降のプロフェッショナルケアの充実を図る必要がある．

④ 行政と連携し，検診，あるいは保健指導に関連する社会環境を改善し，国民への啓発活動を継続する必要がある．

2 高齢者の身体的特性

1. 認知症

1）認知症の疫学と対策

　わが国の高齢化は急速に進行し，2021年で65歳以上人口が総人口に占める割合（高齢化率）は29.1％，さらに75歳以上人口の割合は15.0％と，世界有数の長寿国となった[1]．高齢者人口の増加は，要介護高齢者の増加や，それに伴う医療費と介護保険料の高騰などの社会・経済的問題へと波及している．要介護となる原因として最も多いのが認知症であり，特に女性においては19.9％と多くなっている（図1-11）[2]．

　認知症とは，「一度獲得された知的機能が，後天的な脳の機能障害によって全般的に低下し，社会生活や日常生活に支障をきたすようになった状態で，それが意識障害のないときにみられる」と定義される[3]．わが国において2012年で認知症の人の数は約462万人，軽度認知障害（MCI：mild cognitive impairment）も合わせると約800万人と報告され，2025年には認知症者数は730万人まで増加すると推定されている．病型別では，アルツハイマー型認知症が約70％と最も多く，次いで脳血管性認知症，レビー小体型認知症，前頭側頭型認知症と続く[3,4]．

　認知症患者の増加に伴い，2019年に厚生労働省が「認知症施策推進大綱」をとりまとめ，従来の認知症施策推進総合戦略（新オレンジプラン）[5]により進められていた施策も含めて，認知症の発症を遅らせ，認知症になっても希望を持って日常生活を過ごせる社会を目指し，認知症の人や家族の視点を重視しながら，「共生」と「予防」を両輪としたさまざまな対策が総合的に推進されている[6]．

　認知症予防，介入およびケアに関して，治療よりも日常生活における予防が重要と考えられており，世界保健機関（WHO）が2019年に報告したガイドラインや，近年のシステマティックレビューでは，身体活動，禁煙，栄養などの12因子への介入が重要で，これらの危険因子をなくすことで，認知症の40％は予防できることを報告している[7-9]．

2）身体機能の低下

　高齢者の身体機能の低下は，加齢や疾患などによる運動器の機能低下である一方で，生体機能の維持と調節に関わる脳神経系の機能低下とも考えられている[10]．このような視点で認知機能と身体機能との関連を検討した研究から，身体機能の低下は認知症，とりわけアルツハイマー型認知症の重要なリスク因子と考えられている[11]．アルツハイマー型認知症や脳血管性認知症における機能障害は緩徐に進行するため，硬膜下血腫や脳炎による認知症など根本的治療の可能性がある認知

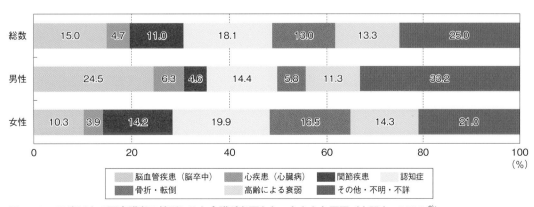

図1-11　65歳以上の要介護者の性別にみた介護が必要となったおもな原因（内閣府，2022.[2]）

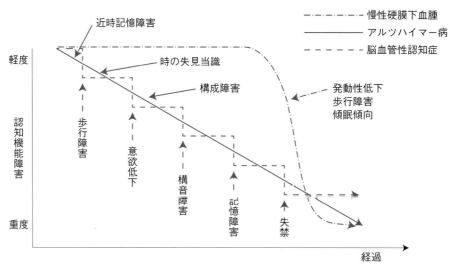

図1-12　認知症の発症・進行過程（池田，2009. [12]）

症とは発症や進行過程が異なる（図1-12）[12].

　認知症の症状には中核症状と行動・心理症状（behavioral and psychological symptoms of dementia：BPSD）がある．BPSDは認知機能障害を基盤に，身体的要因，環境的要因，心理的要因などの影響を受けて出現する．具体的には，焦燥性興奮，攻撃性，脱抑制などの行動面の症状と，不安，うつ，幻覚，妄想，アパシー（意欲低下）をはじめとする心理症状がある[3].アルツハイマー型認知症では，中核症状の進行に応じてさまざまなBPSDが出現する．もの忘れに対する不安や自責の念からくる抑うつ，不適切な対応に由来する易怒性はMCIの時期から認められる．アパシーも早期から高率にみられる．着衣や入浴など，日常生活への介護が必須になる時期には身体介護をきっかけに抵抗や暴言・暴行が出現し，BPSDのピークとなる．さらに進行すると，言葉も発せず，車いす状態となり，BPSDはむしろ軽減する[13].

3）口腔機能の低下

　認知症患者においては，重度のものほど咀嚼機能低下を認め，低栄養のリスクが高く，意図しない体重減少が生じやすい．嚥下障害，失認や空間認知障害，食事時の姿勢や集中力の問題，嗜好変化，抑うつや薬剤の副作用など，多種の要因により，栄養状態が悪化する．また，自らの体調不良を周囲にうまく伝えられないために低栄養になっている場合もあり，周囲も低栄養状態であることに気付きにくい．アルツハイマー型認知症ではおもに食行動の障害，レビー小体型認知症では誤嚥をはじめとする嚥下障害，前頭側頭型認知症では前頭葉症状による過食や窒息が特有な問題となる[14].

2.　フレイル

1）フレイルの概念

　フレイルとは，「高齢期に生理的予備能が低下することでストレスに対する脆弱性が亢進し，生活機能障害，要介護状態，死亡などの転帰に陥りやすい状態で，筋力の低下により動作の俊敏性が失われて転倒しやすくなるような身体的問題のみならず，認知機能障害やうつなどの精神・心理的問題，独居や経済的困窮などの社会的問題を含む概念」である[1].フレイルには，しかるべき介入により再び健常な状態に戻るという可逆性が包含されている．したがって，フレイルに陥った高齢者を早期に発見し，適切な介入をすることにより，生活機能の維持・向上を図ることが期待される．75歳以上の後期高齢者における要介護の原因の1位は老衰（フレイル）である．したがって，健

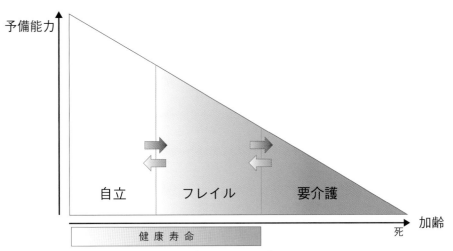

図 1-13　フレイルモデル（葛谷, 2021.[4]〈葛谷, 2009.[3] を改変〉）

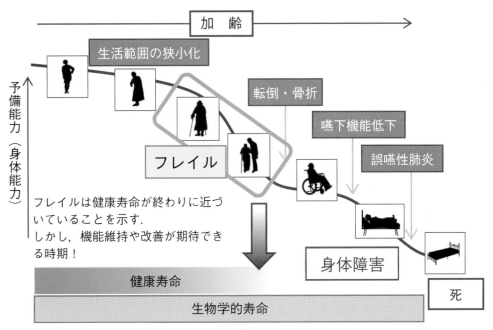

図 1-14　老いに伴う身体機能の変化（佐竹, 2020[9].）

康寿命を延伸し，要介護状態でいる期間を減らすために，フレイル対策は世界一の長寿国である日本において喫緊の課題である[2].

　フレイルは，physically independent（自立）と dependent（要介護状態）の中間に位置する状態と定義され（図 1-13）[3,4]，生理的な老化や障害が既にある状態とは明確に区別して．適切な介入を行うべき ADL（activities of daily living）障害の前段階として解釈される.

　また，フレイルには身体的，認知的，社会的な要因などがあり，互いに関連しあって恒常性低下に拍車をかけ，悪循環を引き起こす．これをフレイルサイクル[5]とよび，フレイルが筋力，社会活動性，エネルギー代謝，および摂取量と関連が強い概念であることを示すものである.

　フレイルは，将来の転倒，ADL 障害，施設入所，入院，生命予後に関連していることが知られており（図 1-14）[6-8,9]，わが国では，フレイル高齢者は 2 年間で要介護状態になるリスクが，健常者と比較して約 5 倍高いことが報告されている[10]．すなわち，フレイルは高齢者の生命・機能予後の推定ならびに包括的高齢者医療を行ううえでも重要な概念である.

2）フレイルの診断基準

　2001 年に Fried らは，①体重減少（weight loss），②疲労感（exhaustion），③活動量低下（low activity），④緩慢さ（歩行速度低下）（slowness），④筋力低下（weakness）の 5 項目を診断項目として診断し，3 項目以上あてはまる場合を frailty（フレイル），1 または 2 項目該当する場合を pre-frailty（フレイル前段階）とする基準を phenotype mode（表現型フレイル）として提案した[11]．これをもとにわが国では，基本チェックリスト（厚生労働省が介護予防のために作成した質問票）を取り入れた日本版 CHS（Cardiovascular Health Study）基準（J-CHS 基準）が，身体的フレイルの代表的な診断法として位置づけられている[4, 9, 12]．

　身体的フレイル以外に，要介護状態に関連する要因（介護予防要因）として，認知機能の低下や社会性の低下，すなわち，認知的フレイル（cognitive frailty）や社会的フレイル（social frailty）がある．これらの概念は，身体的フレイルと互いに強く関連しているため重要視されているが，明確な診断基準は現在のところ十分定まっていない[4]．

3）フレイルへの介入法

　フレイルは加齢に加え，さまざまな要因により発症するため，多面的な介入が必要である．まだエビデンスは十分とはいえない状況ではあるが，運動と栄養療法のフレイルに対する効果を 2,964 名のコホートで 5 年間追跡した結果，フレイルの予防ができると報告がある[13]．フレイルの発生率は，低栄養で高くなると考えられており，低栄養の兆候と 3 年間の要介護の発生率を調べた研究によると[14]，「半年以内に 2 ～ 3kg 以上体重減少」または「BMI ＜ 18.5」のいずれかに当てはまると，3 年以内に要介護になるリスクが 1.7 倍になることが報告されている．フレイルの身体・認知・社会の 3 つの要因は食行動に影響し，低栄養を引き起こしやすいため，これらに配慮した介入が重要である[8]．

3 高齢者の口腔内の特徴

　一般的に，高齢者では身体・認知機能の低下や歯列形態の複雑化に伴い，自身で行うプラークコントロールが困難になり，唾液分泌量も減少するため，う蝕や歯周病の罹患・進行，さらには，歯の喪失のリスクが高まる．このような加齢に伴う口腔状態の変化に加えて，社会的・心理的なフレイルに伴う口腔健康への関心の低下によって，口腔に現れる軽微な虚弱「オーラルフレイル」が認められるようになる．この状態を放置すると，残存歯数の減少，義歯などの欠損補綴の増加，および摂食嚥下など複数の口腔機能の低下が顕在化し，「口腔機能低下症」と診断されるようになる．

1. オーラルフレイル

　高齢者の残存歯数は全国的な口腔疾患予防活動により増加してきており，80歳でも自身の歯を20本以上保有する人の割合は2016年で50%を超えている[1]．このような歯数に焦点を当てた歯科保健活動に加えて，近年では，新たに「オーラルフレイル」という概念が提唱された[2]．これは，加齢に伴う歯数の減少，口腔衛生の不良，口腔への関心低下，および軽微な口腔機能の低下が重なり，放置することで生じる摂食嚥下機能の低下，さらには，心身の機能の重篤な低下につながる負の連鎖である．オーラルフレイルは4つのフェーズから構成され[2,3]，全身への影響[4]，および社会的・身体的フレイルとの関連[5]が知られている．また，後期高齢者では歯科健診によってオーラルフレイルがスクリーニングされ，その対策や予防活動事業が市町村レベルで進められてきている[6]．

1) オーラルフレイルの4つのフェーズ[2,3]

(1) 第1段階

　最初の段階では，社会性の低下や欠如（生活範囲の狭まりや人とのつながりのなさなど），および精神面の不安定さ（うつ傾向など）から始まり，口腔機能管理に対する自己関心度（口腔リテラシー）の低下を経て，歯周病や残存歯数の低下の徴候が現れる．

(2) 第2段階

　次の段階では，口腔機能の軽度低下（滑舌低下，食べこぼしやわずかのむせ，噛めない食品の増加など）に伴う食習慣悪化の徴候が現れる．

(3) 第3段階

　第2段階を放置すると，口腔機能の低下が顕在化（咬合力の低下，舌運動の低下）して，加齢性筋肉減少症（サルコペニア）や運動器症候群（ロコモティブシンドローム），ならびに低栄養状態に陥るようになる．

(4) 第4段階

　最終的には，摂食嚥下機能低下や咀嚼機能不全から，要介護状態や虚弱（フレイル），運動・栄養障害に至るような段階となる．この段階では「摂食嚥下機能障害」の診断のもと摂食嚥下リハビリテーションを受けるようになる．

2) オーラルフレイルが全身に及ぼす影響[4]

　日本人高齢者の身体的衰弱（身体的フレイル，サルコペニア，身体障害）をオーラルフレイルにより予測しうるかを目的として，千葉県柏市在住の高齢者2,011名を対象にベースライン時の口腔検査後に45か月間の縦断調査が行われた．その結果，オーラルフレイルを6つの口腔検査指標（残存歯数20歯未満，咀嚼能力低下，オーラルディアドコキネシス「タ」測定値低下，舌圧低下，主観的咀嚼機能低下，お茶や汁物でむせ）で定義し，3指標以上が該当するオーラルフレイル者（16%），1～2項目が該当するオーラルプレフレイル者（50%），ならびに非該当者（34%）に分類できた．

また，非該当者と比べてオーラルフレイル者は，交絡因子（年齢，性別，ボディマス指数，慢性疾患，抑うつ症状，認知機能，生活環境，年収，喫煙習慣）の調整後に，2年間の身体的フレイルおよびサルコペニアの発生リスクが2.4倍および2.1倍にそれぞれ増加し，45か月間の要介護状態および死亡のリスクも2.4倍および2.1倍にそれぞれ増加していた．これらの結果から，高齢者ではオーラルフレイルが身体的衰弱に影響を及ぼしている可能性が示唆され，健康長寿を目指したオーラルフレイル対策の重要性が提唱された．

3）オーラルフレイルと社会的・身体的フレイルとの関連 [5]

　日本人高齢者におけるオーラルフレイルと社会的・身体的フレイルの関連性の検証を目的として，東京都板橋区在住の高齢者 682 名を対象に，口腔機能，社会的機能，身体的機能，栄養状態，心理状態，および病歴について横断的調査が行われた．調査データの多重回帰分析の結果，オーラルフレイルは，社会的・身体的機能の低下，栄養状態の低下，および服薬数の増加と有意な関連が認められた．さらに，社会的フレイルとオーラルフレイルとの間に直接的な関連を認め，オーラル・社会的フレイルは身体的フレイルと直接的な関連が認められた．これらの結果から，社会的機能の低下はオーラルフレイルと社会的フレイルに直接的な影響を及ぼしている可能性が示唆され，オーラルフレイルの予防・管理に関わる指標が提唱された．

4）後期高齢者を対象とした歯科健診（オーラルフレイルのスクリーニング） [6]

　歯・歯肉の状態や口腔内の衛生状態に問題がある高齢者や，口腔機能の低下の恐れがある高齢者をスクリーニングし，詳しい検査や治療等につなげることで，口腔機能の維持・向上，全身疾患の予防等を実現することを目的として，後期高齢者を対象とした歯科健診が実施されている．既存の調査では，残存歯数，咀嚼機能，舌・口唇機能，嚥下機能の低下が，全身の身体機能障害や死亡リスク等を有意に高めることが示唆されているため [4]，高齢者を対象とした歯科健診では，口腔機能として「咀嚼機能」「舌・口唇機能」「嚥下機能」に関する健診を行うことが望ましい．また，口腔機能と関連ある「服薬」や「生活の状況」，低栄養や誤嚥性肺炎を示唆する体重減少や発熱の有無等の「健康状態」の情報は，口腔機能の低下や全身疾患のリスクの高い高齢者を抽出する際の参考となるため，これらの情報を問診等により確認することが望ましい（表 1-2）．

2. 口腔機能低下症

　口腔の機能は，咀嚼や嚥下をはじめ，感覚，発音，唾液分泌などのさまざまな機能から成り立っている．これまで，口腔の機能は個別に評価されてきたが，その機能は相互に関連することから，口腔環境（口腔衛生状態，唾液量），個別の口腔機能（歯数，義歯の状態，舌・口唇・咀嚼筋の筋力や運動機能），および統合的な口腔機能（咀嚼や嚥下）として評価することが必要である．このような個別または統合的な口腔機能の低下はオーラルフレイルの第3段階で顕在化するが，2016年には「口腔機能低下症」という新たな疾患として定義された [7]．

1）口腔機能低下症の病態 [8]

　口腔機能低下症は，加齢だけでなく，疾患や障害などさまざまな要因によって口腔機能が複合的に低下した疾患であり，放置していると咀嚼障害，摂食嚥下障害など口腔の機能障害に陥り，または機能障害をきたし，また，低栄養やフレイル，サルコペニアを進展させるなど全身の健康を損なう．高齢者では，う蝕や歯周病，義歯不適合などの口腔の要因に加えて，加齢や基礎疾患によっても口腔機能が低下しやすく，また，低栄養や廃用，薬剤の副作用等によっても修飾されて複雑な病態を呈することが多い．そのため，個々の高齢者の生活環境や全身状態を見据えて口腔機能を適切に管理する必要がある．

表 1-2　後期高齢者を対象とした歯科健診の項目 (厚生労働省，2018.[6] より改変)

健診項目		具体的な内容等
ア. 口腔機能に関する内容	① 咀嚼機能	問診「半年前に比べて固いものが食べにくくなりましたか」（はい，いいえ）
		実測評価　咬合の状態（現在歯／義歯装着による臼歯部・前歯部での咬合：あり，なし）
	② 舌・口唇機能	実測評価　オーラルディアドコキネシス
	③ 嚥下機能	問診「お茶や汁物でむせることがありますか」（はい，いいえ）
		実測評価「反復唾液嚥下テスト（RSST）」
	④ 口腔乾燥	問診「口の渇きが気になりますか」（はい，いいえ）
		実測評価（正常，軽度～中等度，重度）
	⑤ 歯の状態等	歯の状態（現在歯数／義歯の有無／機能歯数等）
		粘膜の異常（あり，なし）
		口腔衛生状態（プラーク／食渣／舌苔／口臭／義歯清掃状況）
		歯周組織の状況（異常あり，なし）
イ. 口腔機能に関連する情報	① 服薬の状況	問診　飲み薬の種類（○種類）
	② 生活の状況	問診「週1回以上は外出していますか」（はい，いいえ）
	③ 健康状態	問診「過去半年間で2～3kg以上の体重減少がありましたか」（はい，いいえ）
		問診「過去半年間で発熱（37.8度以上）はありましたか」（はい，いいえ）
		問診「現在，ご自分の歯や口の状態について気になることはありますか」（はい，いいえ）

2）口腔機能低下症の症状と評価 (表 1-3)[7-9]

　口腔機能低下症の診断には，以下の 7 項目の症状について評価を行い，3 項目以上に該当することが必要である．

(1) 口腔不潔（口腔衛生状態不良）

　口腔不潔（口腔衛生状態不良）とは高齢者の口腔内で微生物が異常に増加した状態であり，歯周病のほかに，誤嚥性肺炎，術後肺炎，術後感染，口腔内感染症などを引き起こす可能性があるため，口腔衛生管理が必要となる．その評価として，舌苔付着程度を視診により tongue coating index（TCI）を用いて計測し，TCI が 50%以上で該当と評価できる．

(2) 口腔乾燥

　口腔乾燥とは口腔内の異常な乾燥状態あるいは乾燥感を伴った自覚症状を示す状態であり，歯周病のリスク因子にもなりうる．口腔粘膜湿潤度を口腔水分計（ムーカス）にて計測し，基準値 27.0 未満で該当と評価する．または，代替法のサクソンテストにより唾液量を計測し，2.0g/2 分以下で該当と評価する．

(3) 咬合力低下

　咬合力低下とは天然歯あるいは義歯装着時の咬合力が低下した状態であり，歯周治療によって歯周組織の炎症が軽減すると咬合力も改善することがある．咬合力低下については，歯科用咬合力計を用いて咬頭嵌合位で 3 秒間クレンチング時の歯列全体の咬合力を計測し，義歯装着者は，義歯を装着した状態で計測する．咬合力測定システム用フィルム（デンタルプレスケールⅡ）をバイトフォースアナライザを用いた圧力フィルタ機能による自動クリーニングありで分析した場合は 350N 未満，自動クリーニングなしで分析した場合は 500N 未満，デンタルプレスケールを用いた場合は 200N 未満，口腔機能モニターを用いた場合は 375N 未満の場合で，それぞれ該当と評価する．あるいは，その代替法として，残存歯数が残根と動揺度 3 の歯を除いて 20 歯未満でも該当と評価できる．

表 1-3　口腔機能低下症の症状と評価（日本老年歯科医学会，2016.[7]，2018.[9]，および日本歯科医学会，2022.[8]より作成）

症　状	評　価	検査方法	評価基準
①口腔不潔 （口腔衛生状態不良）	舌苔付着程度	視診（tongue coating index）	50％以上
②口腔乾燥	粘膜湿潤度	口腔水分計（ムーカス）	27.0 未満
	唾液量	サクソンテスト	2.0 g/2 分以下
③咬合力低下	歯列全体の咬合力	デンタルプレスケールⅡ（自動クリーニングあり／なし）	350 N 未満／500 N 未満
		デンタルプレスケール	200 N 未満
		口腔機能モーター	375 N 未満
	残存歯数	視診（残根，動揺度 3 の歯を除く）	20 歯未満
④舌口唇運動機能低下	オーラルディアドコキネシス（/pa/, /ta/, /ka/ 5 秒間発音回数）	自動計測機	いずれか 1 つでも，6 回／秒未満
⑤低舌圧	最大舌圧	舌圧測定器（JMS 舌圧測定器）	30 kPa 未満
⑥咀嚼機能低下	グミ咀嚼後のグルコース溶出量	咀嚼能力検査システム（グルコセンサー）	100 mg/dL 未満
	グミ咀嚼後の視覚的粉砕度	咀嚼能率スコア法（咀嚼能力測定用グミゼリー）	スコア 0, 1, 2
⑦嚥下機能低下	主観的嚥下機能評価	嚥下スクリーニング質問紙（EAT-10）	合計点数 3 点以上
		自記式質問票（聖隷式嚥下質問紙）	15 項目のうち A の項目が 1 つ以上

（4）舌口唇運動機能低下

　舌口唇運動機能低下とは全身疾患や加齢変化によって，脳・神経の機能低下や口腔周囲筋の機能低下が生じた結果，舌や口唇の運動速度や巧緻性が低下した状態で，摂食行動，栄養，生活機能，QOL などに影響を及ぼす可能性がある．オーラルディアドコキネシス（単音節の発音速度）として，/pa/, /ta/, /ka/ の 5 秒間の発音回数を自動計測機にて計測して，いずれか 1 つでも 1 秒あたりの回数が 6 回未満で該当と評価する．

（5）低舌圧

　低舌圧とは舌を動かす筋群の機能低下によって，咀嚼，嚥下，発音時に舌と口蓋や食物との間に生じる圧力が低下した状態であり，健常な咀嚼や食塊形成に支障が生じて，必要栄養量を摂取できなくなる可能性がある．最大舌圧を舌圧測定器（JMS 舌圧測定器）にて計測し，基準値 30 kPa 未満で該当と評価する．

（6）咀嚼機能低下

　咀嚼機能低下とは噛めない食品が増加し，食欲低下や摂取食品の多様性が低下した状態であり，結果的に低栄養や代謝量低下を引き起こすことが危惧される．歯周治療を行うと歯周組織の炎症が軽減して，咀嚼機能が改善されることがある．咀嚼機能低下については，専用グミゼリーを 20 秒間咀嚼後，10 mL の水を含嗽し，吐出させ，溶出したグルコース量をグルコセンサーにて計測して，基準値 100 mg/dL 未満で該当と評価する．また，咀嚼能力測定用グミゼリーを 30 回咀嚼させ，吐出後，咀嚼能率スコア法により視覚的粉砕度を計測して，スコアが 2 以下（すなわち，0，1，2）でも該当と評価できる．

（7）嚥下機能低下

　嚥下機能低下とは加齢による摂食嚥下機能の低下が始まり，明らかな摂食嚥下障害を呈する前段階での機能不全を有する状態である．これは，嚥下スクリーニング質問紙（EAT-10）での合計点数 3 点以上で該当と評価する．あるいは，その代替法として，自記式質問票（聖隷式嚥下質問紙）

15 項目のうち A の項目が 1 つ以上でも該当と評価できる.

3. 口腔機能低下症の割合 [10, 11)]

　地域歯科診療所における口腔機能低下症の罹患率と各項目の実態調査を目的として，東京都歯科診療所外来患者 189 名（男性 83 名，女性 106 名，平均年齢 51 ± 16 歳）を対象に，口腔機能検査が行われた．その結果，対象者の 49.2 ％が口腔機能低下症と診断され，年代が高くなるに従って，口腔機能低下症の罹患率だけでなく，該当項目数も多くなる傾向にあった．これらの結果から，地域歯科診療所受診者の約半数が口腔機能低下症と診断され，高齢期以前から口腔機能が複合的に低下していることが示唆された [10)]．また，自立高齢者の口腔機能低下症に関する実態調査を目的として，福岡県歯科診療所通院中の 65 歳以上の自立高齢者 134 名（男性 52 名，女性 82 名，平均年齢 75.6 ± 5.9 歳）を対象に，口腔機能検査が行われた．その結果，対象者の 16.4 ％が口腔機能低下症に該当し，残存歯数が 19 歯以下では該当者の割合が有意に高くなった．ロジスティック回帰分析の結果，口腔機能低下症の該当の有無に関して残存歯数が有意に関連していた．これらの結果から，認知症や低栄養が認められない自立高齢者では，口腔機能低下症は加齢よりも残存歯数が関連要因となる可能性が示唆された [11)]．

4 高齢者の歯周組織の特徴[1-6]

本来，加齢変化とは，時間の経過に伴って生体に起こる変化，すなわち出生後から成長発育期，そして成熟期以降を含んだ生体の形態的・機能的変化である．高齢者における加齢変化（老化）は退行性変化を指し，生理機能の低下または喪失を特徴とすることから疾患感受性の増加につながる．老化には，遺伝子で決められた出生から死に向かって進んでいく加齢現象の一部である生理的老化と，臨床的に明確な定義はないものの，内在性，普遍性，進行性，有害性といわれる生理的老化の4つの原則を満たさない病的老化がある．

高齢者の歯周組織においては 生理的老化に加えて，長年にわたる病的刺激の影響や既往疾患の後遺症などが存在し，比較的複雑な組織所見を呈するため，生理的老化と病的老化を明確に区別することは容易ではないことに注意が必要である．

1. 歯槽骨の生理的老化

骨芽細胞の減少や細胞増殖活性の低下により骨形成の低下が起こり，骨量が減少する．骨のリモデリング機構が低調となり，骨髄腔やハバース管腔が拡大して骨多孔性変化がみられる．

2. 歯肉上皮の生理的老化

歯肉上皮組織では，上皮細胞の数の減少，上皮突起の減少および平坦化を伴う上皮層の菲薄化，角化の程度の低下などがみられる．これらの変化は，細菌毒素に対して上皮の透過性が増加することを意味するものであり，物理的な刺激に対する抵抗力の低下にもつながる．加齢に伴って歯肉退縮がみられる．加齢による歯肉接合上皮の接着位置についてはいくつかの議論があるが，Gottlirbら[1,2]は，歯の咬耗が生じると，対合歯との接触関係を維持するために歯全体が歯冠側方向に挺出し，これにより生理的な歯肉退縮が起こるとしている．一般的に歯肉退縮は加齢に伴って増加する傾向にあるが，歯肉退縮は歯ブラシなどによる外傷によっても引き起こされることを考えると，歯肉退縮は避けられない生理的変化ではなく，むしろ炎症または外傷の複合的影響によって説明できるとされている．歯肉が退縮した場合には，くさび状欠損，象牙質知覚過敏症，根面う蝕などの発症につながる．

3. 歯肉結合組織の生理的老化

歯肉結合組織では，線維芽細胞の数や細胞増殖活性が減少し，コラーゲン合成が減少する．一方，歯肉結合組織のコラーゲンは，加齢に伴い可溶性コラーゲンから不溶性コラーゲンへの変換割合の増加，機械的強度の増加，変性温度の上昇などにより，コラーゲンの安定性が増加するため，相対的に歯肉結合組織の線維成分が増加し，硝子化がみられる．

4. 歯根膜の生理的老化

一般的に歯根膜の幅の狭小化がみられる．線維芽細胞，骨芽細胞，セメント芽細胞などの細胞成分の減少や細胞増殖活性の低下，歯根膜線維の硝子化および石灰化など，歯肉結合組織にみられるものと似た変化がみられる．コラーゲン合成が減少し，歯根膜線維の断裂や機能的配列が不規則になる．このような歯根膜の加齢変化は，咬合力に対する緩衝能力の低下につながる．また，マラッセの上皮遺残も加齢に伴ってその局在が変わり，その数も減少することが報告されている．

5. セメント質の生理的老化

　加齢に伴いセメント質の添加がみられ，セメント質の幅は，若年者と比べて5〜10倍を呈する．セメント質は細胞性セメント質が関与しているため，特に，根尖側1/3と根分岐部において顕著である．根尖部におけるセメント質の添加により解剖学的根尖孔はやや拡大し，解剖学的根尖孔と生理学的根尖孔の距離は広がる．また，セメント質の肥厚は埋伏歯にも同様に認められることから，セメント質の肥厚は咬合に起因する力の作用の結果というより，加齢という事象に大きく関連していることが示唆されている．一方，セメント質は骨と類似した組成を持つ石灰化した組織であるにもかかわらず，骨の量は加齢とともに減少するのに対して，なぜセメント質の量は加齢とともに増加するのかという点については明確にはわかっていない．おもに高齢者の歯にみられるセメント質剥離は，加齢変化によるセメント質の肥厚と歯に対する外傷性の力が同時に作用することにより引き起こされると考えられている．セメント質剥離片がポケットと交通すると，プラーク蓄積因子となり歯周炎を増悪させる．

6. そのほか疾患感受性に関連する生理的老化

　唾液腺においては腺房細胞の萎縮や消失がみられる．そのため，唾液分泌量は若年者（1日1〜1.5L）の約1/2〜1/7に減少するといわれている．刺激唾液の変化は少ないが，安静時唾液は減少傾向となる．唾液分泌量の減少は口腔乾燥を招き，自浄作用の低下により口臭，う蝕，歯周病のリスクが上昇する．また，生理的老化により，唾液中の分泌型免疫グロブリンA濃度が減少し，細菌や外的因子に対する防御機能が低下する．また，近年，老化細胞から分泌される細胞老化関連分泌形質（senescence-associated secretory phenotype：SASP）因子が慢性炎症を誘導し，加齢関連疾患の悪化に関与している可能性が示唆されている[7]．最近，老化細胞が歯周環境においても同定され，歯周疾患の病因に関与する因子となりうることが示唆されている[8]．

引用文献・参考文献

❶ 日本における高齢者の歯周病の現状

1) 厚生労働省：平成 28 年歯科疾患実態調査（https://www.mhlw.go.jp/toukei/list/62-28.html）．2016.
2) 厚生労働省：歯科口腔保健の推進に係る歯周病対策ワーキンググループ資料（https://www.mhlw.go.jp/stf/shingi/other-isei_127375_00009.html）．2021.
3) 米山武義ほか：口腔衛生状態と歯肉の炎症について．日歯周誌，27（2）：458-463，1985.
4) Miyazaki H, et al.：CPITN assessments in institutionalized elderly people in Kitakyushu, Japan. Community Dent Health, 8（3）：239-243, 1991.
5) 関野　愉ほか：介護老人福祉施設入居者の歯周疾患罹患状況．日歯周誌，51（3）：229-237，2009.
6) Okamoto H, et al.：Methods of evaluating periodontal disease data in epidemiological research. J Clin Periodontol, 15（7）：430-439, 1988.
7) 8020 推進財団：第 2 回永久歯の抜歯原因調査報告書（https://www.8020zaidan.or.jp/pdf/Tooth-extraction_investigation-report-2nd.pdf）．2018.
8) Borrell LN, Talih M：Examining periodontal disease disparities among U.S. adults 20 years of age and older：NHANES III（1988-1994）and NHANES 1999-2004. Public Health Rep, 127（5）：497-506, 2012.
9) Hugoson A, et al.：Trends over 30 years, 1973-2003, in the prevalence and severity of periodontal disease. J Clin Periodontol, 35（5）：405-414, 2008.
10) 田中真喜ほか：歯周病の症状を主訴として来院した者の実態調査．日臨歯周病会誌，35（2）：75-83，2017.
11) 内閣府：令和元年版高齢者白書（https://www8.cao.go.jp/kourei/whitepaper/w-2019/html/zenbun/s1_2_2.html）．2019.
12) 厚生労働省：患者調査（https://www.mhlw.go.jp/toukei/list/10-20-kekka_gaiyou.html）．2017.
13) 厚生労働省：中央社会保険医療協議会（第 485 回）資料（https://www.mhlw.go.jp/stf/shingi/shingi-chuo_128154old2.html）．2021.
14) 厚生労働省：中央社会保険医療協議会（第 352 回）資料（https://www.mhlw.go.jp/stf/shingi/shingi-chuo_128154old.html）．2017.
15) 東京大学高齢者総合研究機構編：東大がつくった高齢社会の教科書．ベネッセコーポレーション，岡山，2013.
16) 厚生労働省：生活習慣病予防のための健康情報サイト　e-ヘルスネット（https://www.e-healthnet.mhlw.go.jp/information/teeth/h-08-002.html）．
17) 日本老年歯科医学会：平成 24 年度厚生労働省老人保健健康増進等事業　介護保険施設における効果的な口腔機能維持管理のあり方に関する調査研究事業報告書（https://www.gerodontology.jp/about/file/plan/24_business_report2.pdf）．2013.
18) 厚生労働省：平成 28 年度診療報酬改定の結果検証に係る特別調査（https://www.mhlw.go.jp/stf/shingi/shingi-chuo_128160old.html）．2016.
19) 厚生労働省：平成 28 年国民健康・栄養調査報告（https://www.mhlw.go.jp/bunya/kenkou/eiyou/h28-houkoku.html）．2016.
20) 厚生労働省：「歯科口腔保健の推進に関する基本的事項」中間評価報告書（https://www.mhlw.go.jp/file/06-Seisakujouhou-10900000-Kenkoukyoku/0000197026.pdf）．2016.

❷ 高齢者の身体的特性

1. 認知症

1) 総務省：統計からみた我が国の高齢者（https://www.stat.go.jp/data/topics/topi1290.html）．2021.
2) 内閣府：令和 4 年版高齢社会白書（https://www8.cao.go.jp/kourei/whitepaper/w-2022/zenbun/04pdf_index.html）．2022.
3) 日本神経学会監修，認知症疾患診療ガイドライン作成委員会編集：認知症疾患診療ガイドライン 2017．医学書院，東京，2017.
4) 厚生労働省：認知症施策の総合的な推進について（参考資料）．（https://www.mhlw.go.jp/content/12300000/000519620.pdf）．2019.
5) 厚生労働省：認知症施策推進総合戦略（新オレンジプラン）（https://www.mhlw.go.jp/stf/seisakunitsuite/bunya/nop_1.html）．2017.
6) 厚生労働省：認知症施策推進大綱（https://www.mhlw.go.jp/stf/seisakunitsuite/bunya/0000076236_00002.html）．2019.
7) Livingston G, et al.：Dementia prevention, intervention, and care. Lancet, 390：2673-2734, 2017.
8) WHO Guidelines Approved by the Guidelines Review Committee：Risk Reduction of Cognitive Decline and Dementia：WHO Guidelines. World Health Organization, Geneva, 12-45, 2019.
9) Livingston G, et al.：Dementia prevention, intervention, and care：2020 report of the Lancet Commission.

Lancet, 396：413-446, 2020.

10) Binder EF, et al.：The relation between psychometric test performance and physical performance in older adults. J Gerontol A Biol Sci Med Sci, 54（8）：M428-432, 1999.

11) Wang L, et al.：Performance-Based Physical Function and Future Dementia in Older People. Arch Intern Med, 166：1115-1120, 2006.

12) 池田　学：認知症. 高次脳機能研究, 29（2）：222-228, 2009.

13) 高橋　智：認知症の BPSD. 日老医誌, 48：195-204, 2011.

14) 日本老年歯科医学会編：認知症の人への歯科治療ガイドライン 2019. 医歯薬出版, 東京, 2019.

2. フレイル

1) 日本老年医学会：フレイルに関する日本老年医学会からのステートメント（https://jpn-geriat-soc.or.jp/proposal/index.html#frailty）. 2014.

2) 荒井秀典：フレイルの意義. 日老医誌, 51：497-501, 2014.

3) 葛谷雅文：老年医学における Sarcopenia & Frailty の重要性. 日老医誌, 46：279-285, 2009.

4) 葛谷雅文：フレイル. 学会誌 JSPEN, 3（2）：114-120, 2021.

5) Xue QL, et al.：Initial manifestations of frailty criteria and the development of frailty phenotype in the women's health and aging study II. J Gerontol A Biol Sci Med Sci, 63（9）：984-90, 2008.

6) Zamudio-Rodríguez A, et al.：The disability process：is there a place for frailty?. Age Ageing, 49（5）：764-770, 2020.

7) Zhang Q, et al.：Frailty as a predictor of future falls and disability：a four-year follow-up study of Chinese older adults. BMC Geriatr, 20（1）：388, 2020.

8) Vermeiren S, et al.：Frailty and the prediction of negative health outcomes；A meta-analysis. J Am Med Dir Assoc, 17（12）：1163.e1-1163.e17, 2016.

9) 佐竹昭介：健康寿命とフレイル. 健康長寿教室テキスト作成委員会編, 健康長寿教室テキスト第 2 版, 国立長寿医療研究センター・東浦町作成, 1, 2020.

10) Maizako H, et al.：Impact of physical frailty on disability in community-dwelling older adults：a prospective cohort study. BMJ Open, 5（9）：e008462, 2015.

11) Fried LP, et al.：Frailty in older adults：evidence for a phenotype. J Gerontol A Biol Sci Med Sci, 56（3）：M146-156, 2001.

12) Satake S, Arai H：Questionnaire for medical checkup of old-old（QMCOO）. Geriatr Gerontol Int, 20（10）：991-992, 2020.

13) Peterson MJ, et al.：Physical activity as a preventative factor for frailty：the health, aging, and body composition study. J Gerontol A Biol Sci Med Sci, 64：61-68, 2009.

14) Kinoshita K, et al.：Proposal for revising the nutrition intervention standards on the Kihon Checklist. Geriatr Gerontol Int, 20（7）：731-732, 2020.

❸ 高齢者の口腔内の特徴

1) 厚生労働省：平成 28 年度歯科疾患実態調査の結果（概要）（https://www.mhlw.go.jp/toukei/list/62-28.html）. 2016.

2) 飯島勝矢（主任研究者）：平成 26 年度　老人保健事業推進費等補助金　老人保健健康増進等事業「食（栄養）および口腔機能に着目した加齢症候群の概念の確立と介護予防（虚弱化予防）から要介護状態に至る口腔機能支援等の包括的対策の構築および検証を目的とした調査研究」事業実施報告書. 2015.

3) 平野浩彦：オーラルフレイルの概念. 日老医誌, 53：327-333, 2016.

4) Tanaka T, et al.：Oral frailty as a risk factor for physical frailty and mortality in community-dwelling elderly. J Gerontol A Biol Sci Med Sci, 73（12）：1661-1667, 2018.

5) Hironaka S, et al.：Association between oral, social, and physical frailty in community-dwelling older adults. Arch Gerontol Geriatr, 89：104105, 2020.

6) 厚生労働省医政局歯科保健課：後期高齢者を対象とした歯科健診マニュアル. 2018.

7) 日本老年歯科医学会学術委員会：高齢期における口腔機能低下―学会見解論文 2016 年度版―. 老年歯学, 31（2）：81-99, 2016.

8) 日本歯科医学会：口腔機能低下症に関する基本的な考え方. 2022.

9) 日本老年歯科医学会学術委員会（2016～2017 年度）：口腔機能低下症の検査と診断―改訂に向けた中間報告―. 老年歯学, 33（3）：299-303, 2018.

10) 太田　緑ほか：地域歯科診療所における口腔機能低下症の割合. 老年歯学, 33（2）：79-84, 2018.

11) 伊與田清美ほか：地域歯科診療所における自立高齢者の口腔機能低下症に関する実態調査. 老年歯学, 34（3）：406-414, 2019.

❹ 高齢者の歯周組織の特徴

1) Newman MG, et al.：Newman and Carranza's Clinical Periodontology. 13th Edition, ELSEVIER, Philadelphia, 50-54, 2019.

2) 下野正基：加齢と歯周組織. 老年歯学, 4：108-112, 1990.

3) 加藤　熙, 大口弘和総監訳：ラタイチャーク カラーアトラス歯周病学. 第3版, 永末書店, 京都, 515-518, 2008.

4) 佐藤裕二ほか編集主幹：よくわかる高齢者歯科学. 永末書店, 京都, 62-68, 2018.

5) 森戸光彦編集主幹：老年歯科医学. 第2版, 医歯薬出版, 東京, 54, 2022.

6) Huang L, et al.：From restoration to regeneration：periodontal aging, and opportunities for therapeutic intervention. Periodontol 2000, 72 (1)：19-29, 2016.

7) Tchkonia T, et al.：Cellular senescence and the senescent secretory phenotype：therapeutic opportunities. J Clin Invest, 123 (3)：966-972, 2013.

8) Aquino-Martinez R, et al.：Periodontal Disease and Senescent Cells：New Players for an Old Oral Health Problem?. Int J Mol Sci, 21 (20)：7441, 2020.

Periodontal treatment guidelines for the elderly
2023

歯周治療の進め方

① 高齢者への配慮

　高齢者は加齢に伴う免疫機能の低下により，歯周病に対する抵抗性が低下するとともに，口腔機能の低下がみられる場合もある．高齢者の歯周治療では，身体的機能の低下や全身疾患を有することも多いことから既往歴，服用薬剤などについて情報を得る必要がある．患者の正確な病態や病状を確認するため，必要に応じて主治医に問い合わせ医療情報の収集を行う．また，歯周治療前の医療面接で全身疾患が疑われる患者は症状に応じてすみやかに医科へ紹介する．

　また，歯周治療においてセルフケアによる歯肉縁上のプラークコントロールは不可欠であるため，生活動作，認知機能についても把握しておく必要がある．

1. 全身疾患

　糖尿病など歯周病と関連する全身疾患も多く，現在の病状，合併症の有無，口腔内の観血処置に対する注意点などを把握する．

2. 服用薬剤

　服用している薬剤の種類，量，服用機関，服薬アドヒアランスを確認する．フェニトイン，ニフェジピン，シクロスポリン A などを服用している患者では薬物性歯肉増殖症も考慮する．

　また，骨粗鬆症治療薬やがんの骨転移に対する薬物療法の骨修飾薬として用いられるビスホスホネート製剤，抗 receptor activator of NF-κB ligand（RANKL）抗体製剤服用による有害事象の1つに顎骨壊死があるため，注意が必要である．これらの薬剤においては注射製剤も使用されることがあるので，あわせて確認する．

3. 血液検査

　必要な最新の情報を把握する（表2-1）．

表 2-1　血液検査

関連機能	検査項目
血液凝固	血小板数，活性化部分トロンボプラスチン時間，プロトロンビン時間
体液	ナトリウム，カリウム，ヘマトクリット
感染	CRP，白血球数，ヘモグロビン
肝機能	GOT，GPT，γ-グロブリン
腎機能	血清クレアチニン，尿素窒素
ウイルス	HIV 抗体，HBs 抗原／抗体，HBC 抗体

4. 生活動作

1）機能的自立度評価（FIM）

　ADL（日常生活動作）の代表的な評価尺度である．セルフケア，排泄コントロール，移乗，移動の基本的 ADL13 項目と，コミュニケーション，社会的認知の計 5 項目を加えた 18 項目から構成され，項目ごとに 7 段階の評定を行い，完全自立の 126 点満点で，全介助では最低点の 18 点となる（表 2-2）．

表 2-2　機能的自立度評価（FIM）

採点基準

レベル			
7	自立	完全自立（時間，安全性）	介助者なし
6		修正自立（補装具などを使用）	
5	部分介助	監視または準備	介助者あり
4		最小介助（患者自身で 75％以上）	
3		中等度介助（50％以上）	
2	完全介助	最大介助（25％以上）	
1		全介助（25％未満）	

セルフケア	食事	咀嚼，嚥下を含めた食事動作
	整容	口腔ケア，整髪，手洗い，洗顔など
	入浴	お風呂，シャワーなどで首から下（背中以外）を洗う
	更衣（上半身）	腰より上の更衣および義肢装具の装着
	更衣（下半身）	腰より下の更衣および義肢装具の装着
	トイレ動作	衣服の着脱，排泄後の衛生用具の使用
排泄コントロール	排尿	器具や薬剤の使用を含むコントロール
	排便	器具や薬剤の使用を含むコントロール
移乗	ベッド，椅子，車いす	各間の移乗，起立動作を含む
	トイレ	便器への移乗，便器からの移乗
	浴槽，シャワー	浴槽，シャワー室への移乗
移動	歩行，車いす	屋内での歩行，車いす移動
	階段	12 ～ 14 段の階段昇降
コミュニケーション	理解	聴覚または視覚によるコミュニケーション
	表出	言語的または非言語的表現
社会的認知	社会的交流	他患者，スタッフなどとの交流，社会的状況への順応
	問題解決	日常生活上での問題解決，適切な決断能力
	記憶	日常生活に必要な情報の記憶

2）障害高齢者の日常生活自立度

　詳細に「寝たきり」を規定し，介護保険の要介護認定にも使用されている（表 2-3）．

表 2-3　日常生活自立度

生活自立	ランク J	何らかの障害等を有するが，日常生活はほぼ自立しており独力で外出する 1. 交通機関等を利用して外出する 2. 隣近所へなら外出する
準寝たきり	ランク A	屋内での生活は概ね自立しているが，介助なしには外出しない 1. 介助により外出し，日中はほとんどベッドから離れて生活する 2. 外出の頻度が少なく，日中も寝たり起きたりの生活をしている
寝たきり	ランク B	屋内での生活は何らかの介助を要し，日中もベッド上での生活が主体であるが，座位を保つ 1. 車いすに移乗し，食事，排泄はベッドから離れて行う 2. 介助により車いすに移乗する
	ランク C	1日中ベッド上で過ごし，排泄，食事，着替において介助を要する 1. 自力で寝返りをうつ 2. 自力では寝返りもうてない

5. 認知機能

1）改訂長谷川式簡易知能評価スケール（HDS-R）

　わが国で一般的に使用されており，年齢，見当識，3 単語の即時記銘と遅延再生，数字の逆唱などの 9 項目から構成されている．30 点満点であり，20 点以下で認知症が疑われる．

2）ミニメンタルステート検査（MMSE）

　認知機能障害のスクリーニングに用いられる．見当識，言語的記憶，注意と計算などの項目からなり，合計 30 点であり，23 点以下で認知症が疑われる．

2 歯周治療に必要な検査と評価

1. 高齢者の歯周病

　歯科医療概念の変化と技術の進歩に加えて，口腔衛生に対する国民の関心の高まりによって，すべての年代において残存歯数が増加し，高齢者の歯周病罹患率は増加している[1].

　高齢者は，口腔清掃の自立度の低下，口腔乾燥，口腔機能の低下などの要因によって，歯周病が進行しやすい状態にある．歯周病が多くの全身疾患のリスクを高めるという概念である「ペリオドンタルメディシン」が提言されて以来，さまざまな全身疾患との関連性が明らかにされてきた[2]. とりわけ，歯周病と認知機能との関連が報告されていることからも[3]，高齢者の歯周治療は口腔の健康のみならず，全身の健康管理という観点から重要視されている．高齢者が有するさまざまな基礎疾患の影響から歯周治療での観血的処置が制限を受けることが多いため，高齢者の口腔管理において，歯周組織検査に基づく歯周基本治療は極めて重要である．近年，歯周病の全身への影響に関する臨床指標として，日本歯周病学会では，歯周炎症表面積（PISA：periodontal inflamed surface area）の運用を提唱しており[4-6]，さまざまな疾患との関連が報告されている[7-9].

2. 歯周組織検査

　高齢者における歯周組織検査として特別な方法はなく，歯周治療のガイドライン[10]に従って，歯肉の炎症（歯肉炎指数，gingival index），プロービング時の出血（bleeding on probing：BOP），プロービングデプス，アタッチメントレベル，歯周炎症表面積（PISA），口腔衛生状態（O'Leary のプラークコントロールレコード），歯の動揺度，エックス線画像などの項目について行う．しかし，要介護高齢者においては，体動や開口保持が不十分などにより正確な全顎のプロービングやエックス線画像撮影が困難な場合も少なくない．近年，残存歯数が多い高齢者が増加していることから，高齢者の集団検診においては，プロービング以外に，病状を正確に評価できる歯周組織検査法が望まれている[11].

　わが国では，75歳以上の高齢者を対象に，歯・歯肉の状態や口腔内の衛生状態に関する問題や，口腔機能の低下の可能性をスクリーニングすることを目的として，歯科健診を行っている[12]（19頁，「**3 高齢者の口腔内の特徴**」参照）．しかし，歯周組織の検査は行わず，糖尿病の既往や喫煙を考慮したうえで，視診によって異常の有無を総合的に判断している．健診に地域歯周疾患指数（community periodontal index：CPI）[13]を採用する場合もあるが，年齢が高い被検者の場合，重度の歯周炎罹患部位数を過小評価する可能性が指摘されている[14].

　日本歯周病学会では，歯周病の重症度と咀嚼能力への影響についての科学的な関連性解明を行ってきた．その結果，歯周病の重症度と咀嚼能力低下には関連性があり，さらに，歯周治療により咀嚼能力の向上が期待できる可能性が示唆されつつある．これらの結果から，高齢者の要介護予防の1つとして，歯周治療の役割は大きいと考えられる[15].

❸ 患者への説明と同意

　超高齢社会となった現在，高齢者の歯科診療を行う機会は極めて多い．基本的に，患者への説明と同意は，世代を超えて同様である．しかし，他の世代の患者に対し，高齢者に対する接し方は，その特徴を踏まえた配慮が必要である．

1. 高齢者の臨床的特徴

　高齢者における身体の生理的機能や運動機能は，一般成人と比較して低下していると考えてよい．また，歯科診療に対する侵襲の身体的抵抗性の低下の可能性から，歯科診療によるさまざまな偶発症の発症が考えられ，その重篤化への移行の可能性も歯科医療従事者は常に念頭に置くべきである．そこで，多くの全身疾患を併せ持っている可能性の高い高齢者の診療に対し，さまざまな偶発症の発現を回避するために，以下の高齢者の臨床的特徴[1]に留意しながら，その医療情報の収集を行うことが肝要である（30頁，「❶ 高齢者への配慮」参照）．
　①呼吸器疾患，循環器疾患など医学的問題点を有する全身疾患の状況
　②全身疾患罹患によるポリファーマシー（多剤併用）の有無とその副作用
　③治療や投薬による反応に対する個人差の発現
　④非典型的な臨床症状・所見や治療経過
　⑤家庭を含めた患者の生活環境や社会的関与の影響
　⑥高齢に伴う身体的な個体差の拡大

2. 高齢者に対する医療面接の留意点

　医療面接の目的の1つには，効率的に臨床的特徴に関する医療情報を収集し，その医療情報の有効利用による歯科診療により生じる偶発症の回避にある．高齢者は，成人と比較し高齢者特有の理解力の低下，視力の低下，難聴，構音障害などから，意思の疎通の確立が困難となる場合が多い．そのため，医療面接からの情報収集が困難かつ不確実となる可能性がある．しかし，全身的既往歴，現病歴の正確な聴取は，歯科医療従事者が今後行う歯科診療において極めて重要な情報となり，その聴取には慎重な対応が要求される．そこで，医療面接時に，家族もしくは介護者などの付き添い人の同席を可能な限り求め，本人に加えて彼らからの医療情報を同時に聴取することは有効な手段である．また，医療情報を踏まえ，主訴に対する今後の方針には，患者に対して家族との意見や希望に齟齬が生じる可能性があり，両者からの意見聴取が推奨される．なお，他の医療機関に通院中の場合は，照会状による医療情報の収集を行う．

3. 医療情報の収集

1）求められるコミュニケーション

　高い知識と技術は，医療の両輪である．同時に，患者（弱者）の立場に立って接することは，特に高齢者に接する場合の基本的なマナーであり，医療面接では高いコミュニケーションを構築するために，以下の項目が求められる．
　①患者の立場を踏まえた共感
　②患者に対する尊重
　③誠意を持った誠実な対応
　④目上の人間を立てる謙虚な態度
　⑤患者および家族に対する個人情報の保護

2）高齢者への接し方

　高齢者が医療を受ける場合，過去の医療経験から，不安もしくは不満に感じる可能性を踏まえ，以下の点に対し慎重に対応し，医療情報の収集に努める．
　① 自分の訴え（主訴）が聞き入れられるか
　② これから行われる検査や診療への不安（診療費を含む）
　③ 診療による現在の生活の変化への不安
　④ 自分の希望と術者の方針の乖離
　⑤ 自分の希望に対する家族の考え方

4. 医療面接の流れ

　高齢者に対する医療面接では，患者の言葉で主訴を聴取することが肝要である．同時に，主訴に対する患者自身の症状や日常生活への影響に加え，患者の希望や考えの聴取を行う．その場合，回答の制約のない open question で行い，患者からの言葉を直接聴取する．また，主訴の状況を具体的に表現できない場合もあり，術者は患者の全体像をとらえるような，適切な誘導や質問を行うことが必要となる．さらに，顔の表情，うなずきなどのような，非言語的メッセージを加えることも効果的である．なお，医療面接で必要な情報を収集するために，「はい」「いいえ」のみの回答のように制約のある closed question を用いる場合もあり，術者は質問の方法や医療面接の正しい方向性を臨機応変に誘導・修正できることが求められる．
　具体的には以下の点に留意し医療面接を行う．
　① open question による医療面接
　② 患者がしゃべれる雰囲気の構築
　③ ゆっくりとはっきりとした口調による会話
　④ 専門用語ではなくわかりやすい用語の使用
　⑤ 理解を促すために要点を要約した説明
　⑥ 理解を促すために，箇条書き，図，絵を用いた資料の活用
医療面接により得られた医療情報に対し，患者へ再度，以下の点についての確認を行う
　① 今までの医療面接に対し言い足りない点
　② 今までの医療面接で得られた情報のまとめ
　③ 追加事項や修正事項の有無

5. 医療面接の実際

1）主訴

　来院した直接の動機を，症状と性状，その部位，発症時期と罹患期間について聴取する．場合によっては，チェックリスト形式での対応の導入も考慮する．

2）現病歴

　主訴を中心として，病状に対する経緯および経過を聴取する．同時に，当該部位に歯科的介入を経験した場合の歯科診療の内容，特に麻酔注射の既往やその時の状況，さらには観血処置の経験や術後の出血状態やその経過なども聴取する．なお，投薬を受けた場合は，薬の種類，容量などに加え，服用による副作用なども確認する．事前に，お薬手帳の持参を指示しておくとよい．
　具体的内容は以下の項目である．
　① おおよその発症時期
　② 発症部位と来院に至るまでの経過
　③ 具体的な症状の内容

④ 過去の治療歴

⑤ 投薬の有無

3）歯科的既往歴

歯科治療では，さまざまな薬剤の使用に加えて抜歯，切開排膿手術，歯周外科手術などの観血処置を行った可能性がある．現病歴の聴取と同様に，観血処置の既往がある場合には，実際に行った時期，そのときの麻酔状況，術後出血，処方された薬の種類，薬剤による有害反応（薬物相互作用）などを聴取する．また，う蝕による保存処置や，義歯などを含めた補綴処置についての確認も行う．

4）全身的既往歴

歯科領域以外における，全身的な疾患の既往について以下の項目を聴取する．

① 罹患病名

② 発症した時期

③ 入院の有無

④ 手術の有無

⑤ 予後に加え現在の通院の有無

全身的既往歴の聴取と同時に，食事や薬剤に対するアレルギーも同時に聴取する．特に，以下の疾患に対する聴取を，本人，家族もしくは介護者などの付き添い人から行う．前述の如く，お薬手帳の持参による，服薬履歴の確認も参考とする．場合によっては，かかりつけ内科などへの照会も行う．

① 骨粗鬆症を含めた骨疾患

② 心筋梗塞，狭心症，心不全，高血圧症を含めた循環器系疾患

③ 糖尿病

④ 脳血管系の疾患

⑤ 呼吸器系疾患

⑥ 悪性腫瘍

⑦ 喘息などのアレルギー疾患

⑧ 泌尿器系の疾患

⑨ うつ病などの精神・神経系の疾患

⑩ その他

5）家族歴

遺伝的背景との関係が深く，歯周病との関連が極めて深い糖尿病や高血圧症などに代表される全身疾患に加え，現在や過去に罹患した全身疾患を聴取する．家族歴の聴取に際しては，家族のみならず患者の生活習慣や職業についても同時に聴取する．特に，喫煙歴や社会歴から生活習慣病の罹患状況を同時に確認する．さらに，患者の現時点に至るまでの，家族構成に加え，患者の配偶者の有無，独居・孤食などの確認も行う．

6）日常生活動作（ADL：activities of daily living）[2]

特に高齢者の医療情報収集に際し，ADLの評価は有効である．この評価は，食事・移動・排泄・入浴・更衣・洗面などの日常生活の必要不可欠な基本的動作の評価である．また，ADLが失われた状態は極めて要介護度が高いために，今後行う予定の歯科治療に対し，患者がその介入に対し生活上耐えうる環境にあるかの一指標となりうる．評価項目には，バーセル指数，カッツ指数，機能的自立度評価法，認知症アセスメント（DASC-21），Lawton尺度，Frenchay Activities Index等がある．

7）手段的日常生活動作（IADL：instrumental activities of daily living）[3]

　IADL は，判断を伴う日常生活を送るうえでの動作である．最低限の日常動作である ADL に対し，より難易度が高くなり複雑な動作が求められ，特に判断力が求められる動作を包括している．具体的には，掃除・料理・洗濯・買い物・金銭管理・電話対応・服薬管理等がある．

❹ 通院が可能な高齢者への歯周治療

1. 通院患者における高齢者の数，中心となる年齢

　厚生労働省の2016年の国民健康・栄養調査によれば，過去1年間に歯科検診を受けた者の割合は52.9％であり，2009年，2012年，2016年の推移でみると有意に増加している．性・年齢階級別にみると，男女とも年齢が高い層でその割合が高い[1]．また，中医協が次期診療報酬改定に向けて行った2017年5月31日の総会で，厚生労働省が発表した資料では，歯科診療所の推計患者数はこご約10年，増加傾向にあり，年齢階級別にみると，特に75歳以上の患者の増加が著しいことが報告されている[2]．ただし，この推計患者数は訪問歯科診療も含めた数であり，同省の患者調査によると外来受療率は60代をピークに減少している．

　診療内容別に経年的な患者数の変化を調べた調査では歯肉炎および歯周疾患の患者数は，う蝕や補綴に比べて多く，その数は10代から年とともに増加し，65〜69歳をピークにその後は減少する[3]．つまり，歯周治療を受ける通院患者の中心的な年齢は65〜74歳の前期高齢者が中心ということになる．

　一方，実際の診療現場では，75歳以上の後期高齢者も珍しくない．健康寿命が延びてくれば，今後，通院可能な高齢者は増えると予測される．歯科診療所としてもこうした通院患者への対応を常に頭に入れながら，診療を行う必要がある．

2. 高齢者の特徴

　高齢者の最大の特徴は「多様性」といわれる．身体の状態でいえば，健康で自立した人から，フレイル，さらに要介護の人まで幅広い．歯科診療所に通院する患者は健康で自立した高齢者だけでなく，フレイルの段階にある人も含まれる[4]．フレイルとは健常と要介護（日常生活でサポートが必要な状態）の中間の状態で，日本老年医学会が2014年に提唱した概念である．加齢や疾患によって身体的・精神的なさまざまな機能が徐々に衰え，心身のストレスに脆弱になった状態のことである．日本においては，地域在住高齢者のフレイルの頻度は11.3％（平均年齢71歳）と報告されている[5]．

3. どこまでを通院可能な高齢者とするべきか

　どこまでの患者を通院可能な高齢者と線引きするべきだろうか．この点については明確にはなっていないが，1人で来院が無理でも，付き添いがいれば問題はないだろう．ただし，デンタルユニットに座ることができない場合は治療が困難となると考える．患者とのやり取りの中で最も問題になるのは認知機能の低下だが，若い頃から長年，通院していて，主治医との信頼関係が構築されている場合，治療可能なケースがほとんどである．

　また，認知症が進行し，意志の疎通が難しい場合は家族の付き添いによって解決できることが多い．とはいえ，患者に安全に診療室まで来てもらうにはバリアフリーの設備，治療の時間的余裕，スタッフの教育なども必要になる．診療所の設備や診療環境はそれぞれ異なるので，対応が困難な場合は，早めに他の診療所に紹介をしたり，訪問歯科と連携する．厚生労働省でも，口腔疾患の重症化予防を提言しているが，高齢者は何かのきっかけで歯科受診から離脱すると，そのまま，ケアを受ける機会を長年，失うことになりやすく，この間に口の中の環境が悪化することから，切れ目のない歯科診療を提供することが主治医としての義務だろう．

4. 高齢者への配慮

通院可能な高齢者に対する配慮については，次のようなものがある．

1) 転倒予防に対する取り組み

「平成29年高齢社会白書」によると介護が必要になったおもな原因は「脳血管障害」が17.2％，次いで「認知症」16.4％，「高齢による衰弱」13.9％，「骨折・転倒」12.2％となっており，転倒予防は高齢患者の通院において，非常に重要である[6]．医科では多くの医療機関で転倒予防についての調査が行われており，転倒の発生場所として，病室に次いで廊下，トイレなどが多いという結果が報告されている[7]．歯科診療所もこれを参考に，転倒予防策に取り組む必要がある．具体的には，「廊下やトイレのバリアフリー対策」「デンタルユニットに座る際，降りる際に患者を見守る．必要に応じて介助する」などである．

2) 腰が曲がり気味の人，腰痛など運動器に痛みや不具合がある人への配慮

高齢者は足腰を中心に運動器の痛みを抱えている人が多い．そこでデンタルユニットに座ってもらう際は，診療に支障が出ない範囲で，できるだけ楽な姿勢を取ってもらう．たとえば腰が曲がっている患者はユニットを後ろに倒し過ぎると腰が伸ばせないので，やや起こし気味にし，膝を曲げるなどしてもらった状態で治療を行う．なお，座位で診察が受けられる足折れ式ユニットは高齢者にとって，使いやすい．また，水平診療の場合には，患者の腰が曲がっていると患者の頭がヘッドレストまで届かなかったり，届いたとしても背筋を伸ばすことができず，診察台との間に隙間ができてしまうことがある．この状態では歯科医師が正確な診療がやりにくいことはもちろん，患者に苦痛を与えるリスクが高い．

このようなことにならないよう，ヘッドレストが前後に動かせるタイプのユニットを考慮する，それができない場合はユニットと頭頸部，ならびに腰椎下部のすき間に，ビーズクッションや大判タオルを折りたたんだものを置くことが大事である．なお，高齢者や腰痛，麻痺のある患者向けに「ポジショニングクッション」が販売されている．こうしたグッズも患者の姿勢を楽にする効果が期待できる．

3) 治療中はこまめに口を閉じてもらう

高齢患者は若い患者と違い，口を長時間，開けていられない人が多い．口や顎の筋肉は加齢の影響を受けるためである．このため，診療中は処置をできるだけ分割し，こまめに口を閉じてもらう．また，高齢者は嚥下力が落ちているため，口にたまった唾液や治療で使用する水が喉に入り，むせることがよくある．この点にも気を配り，バキュームなどでこまめに水分を吸引する．

4) 認知症患者への配慮

それまで意思疎通ができていた患者とのやりとりが少しちぐはぐになり，認知症の兆候を感じることはよくある．また，患者の家族から事前に，「認知症ですがみてもらえますか？」や「暴言を吐くかもしれませんが，大丈夫ですか」と相談があることも珍しくない．前述のように認知症患者の診療が可能かどうかは歯科医師の判断によるが，軽度の認知症あるいは認知症のハイリスクグループとされる軽度認知機能障害（MCI）であれば，診療に支障はないことがほとんどだというのが実感である．

認知症患者に対する歯科治療については，日本老年歯科医学会「認知症の人への歯科治療ガイドライン」が参考になる．認知症患者と良好なコミュニケーションを形成するための方法を身に付ける方法として，介護職や看護職が実践しているケア手法を応用することも有効だとされ，複数のケア手法が紹介されている[8]．ガイドラインを参考に医療従事者たちも認知症を理解し，連携して診療にあたることが望ましい．同ガイドラインには，認知症が進行すると周囲の環境の変化への適応

が困難となることから，歯科治療や口腔清掃に強い拒否を示すことが多く，元気なときから定期的に歯科に介入してもらうことが歯科治療を受け入れてもらうために大事なこととされている[9]．

歯周病は歯を失う原因の第1位である[10]．健康な自分の歯をできるだけ長く維持することは認知症患者のQOLの維持にもメリットがある．また，歯の喪失予防はその報告の数は十分とはいえないものの，認知症の発症予防，重症化予防によい影響を与える可能性が高いとされている[11]．

なお，「権利擁護的視点」の項には，国の新オレンジプランの引用とともに，認知症の人に対する偏見を取り除き，その本人の希望と尊厳を重視し，その人らしい暮らしを支援することは，普遍的な共有事項であると述べられている．「認知症の人に優しい地域・社会の創出」をめざす英国の歯科向けガイドの内容には，認知症と診断された人は一般水準の健康とケアを受ける権利を有し，できる限り，自分についての自己決定権が尊重されること，ならびに健康的な口腔を保つことは健康や栄養への利益のみならず，尊厳や自尊心を保つ社会とのつながりを維持することに寄与する，と明記されていることも紹介されている[12, 13]．

5) 付き添いの人への配慮

特に認知症患者の場合に該当するが，患者に付き添う人（家族）は患者が要介護ではなく，その手前の要支援レベルであっても，疲弊していることが多い．また，患者の診療をする歯科医師に対しても，「迷惑をかけるのではないか」という罪悪感を持つ傾向を感じる．近年，介護うつ，あるいは，要介護者への虐待についての報告が多くなっているが，歯科医師は社会的な存在でもあることから，付き添いの人には適宜，ねぎらいの言葉をかけることも必要である．付き添う人と主治医のコミュニケーションは，患者の予後にも影響する．

5. 歯周治療のポイント

歯周治療と年齢の影響を考慮した報告は少なく，その関連は不明であることから，通院高齢者の場合も，通法どおり，病因を除去し，歯肉の根面への付着を促進する治療が効果的と報告されている[14]．歯周基本治療によって歯周病の80％は治癒するとされており，通院の高齢患者に対しても，通常どおりに治療をすることで，治療効果が得られると考えられる[15, 16]．ただし，高齢者の特徴を考慮しながら，治療を行うことは大事である．具体的なポイントについて挙げていく．

1) 病気の有無の確認

高齢者の多くは慢性疾患を持っているため，病気の有無とともに，どのような薬を服用しているかを確認することが大事である．歯周治療に関連し，注意が必要な薬の1つとして，骨粗鬆症の治療薬として知られるビスホスホネート製剤がある．転移骨がんの予防，治療薬としても使われるこの薬を服用している場合は，顎骨壊死のリスクがあることから，抜歯などを含む，歯槽骨に影響を及ぼす可能性がある侵襲性のある治療を避ける必要性が唱えられている．また，治療が必要な場合においても，薬の継続や中止について，処方をした医師に問い合わせ，医科歯科が連携して治療に取り組むことが大事である[17]．

心筋梗塞の予防薬として使われるワルファリンカリウムは，休薬によって発生するイベントのリスクが，服用したことで起こる出血のリスクを上回ることから，抜歯や歯周基本治療，歯周外科治療の際，休薬しないことが推奨されている[18]．ただし，歯科治療の際は，十分に注意をしなければならない．このほか，過度の出血を引き起こすリスクのある薬として，抗がん剤，スルフォンアミド系抗菌薬，非ステロイド系抗炎症薬などがある[14]．また，SRP（スケーリング・ルートプレーニング）などの歯周治療の際には，一過性の菌血症が生じるために，心臓弁置換術を受けた患者に対しては，抗菌薬の予防投与を行うことが推奨されている[14]．

いずれにしても，服薬と歯科治療について，少しでも不安があったら主治医に問い合わせをすべきである．また，高齢者全般に対していえることは，バイタルサインの確認を怠らないことである．

2）プロフェッショナルケアによる介入を増やす

　歯周治療の最大の目的であるプラークコントロールを達成するためには，プロフェッショナルケアとともに，患者自身のセルフケアが不可欠である．しかし，高齢者の場合，加齢による気力や筋力の衰え，場合によっては手の不自由さなどから，歯みがきをはじめとしたセルフケアが十分にできず，口腔環境を良好に維持できないことが多い．このため，治療においては，セルフケアが十分にできない前提を加味し，プロフェッショナルケアの頻度を増やして対応する．たとえば，健康なときは3か月間隔だった場合，1か月間隔にするなどである．ただし，家族の付き添いが必要な患者の場合は間隔が短いと，負担が大きくなってしまう．相談をしながら無理のない間隔での受診を決めることも大事である．

3）歯周外科処置は積極的には行わない

　歯周外科治療は出血を伴う外科的処置であり，前述したように，慢性疾患で出血の副作用を持つ薬を服用している患者には，避けたほうがよい治療である．また，健康で自立した高齢者であっても，前処置や口を開けなければならない時間が長いことなど負担が大きい．このため，高齢者の場合はこうした外科的な処置を積極的には行わないことを推奨する．その分，SRPを中心にした非外科処置とSPT（歯周病安定期治療）によって現状を維持していく．治療で歯周ポケットが残った場合は歯周病が再発するリスクがあるが，平均寿命を考えれば，20年先の歯周病のリスクを心配するよりは，数か月先までの良好な口腔を維持することを目標にしたほうがよい．

4）シンプルで清掃性の高い口腔を考慮

　高齢になると体力の問題，精神的な問題などにより，ていねいな歯みがきが難しくなり，清掃性が悪くなるといわれている．プラークコントロールが難しくなることから，プロフェッショナルケアの頻度を高めることがポイントになるが，患者の口の中を清掃性の高い状態にすることも，有効である．

　たとえば，動揺している歯を抜歯した場合，ブリッジ，インプラント，義歯の選択肢があるが，清掃性の高さを考えた場合は取り外しができる義歯に軍配が上がる．もちろん，最終的には，患者本人の選択になるが，メリットとデメリットを正しく患者や家族に伝えたうえで，選んでもらうことが大事である．

6. 歯周治療後の根面う蝕と予防

1）根面う蝕の予防，治療

　2016年の歯科疾患実態調査によると20歳以上の約3割に未処置のう蝕があり，50～70代もほぼ同じ数だが，子どものう蝕が近年，激減したのに対して，大人，特に高齢者のう蝕は急増していることがわかっている．その理由の1つは根面う蝕の増加である．根面う蝕の最大の原因となる歯肉退縮の発現状況は50～61歳では86.8％と高い．この歯肉退縮の調査では高齢者の統計はないが，根面う蝕は60歳以上で，22.4％と少なくないことがわかる[15, 16]．調査を行った杉浦は，「今後，高齢者の残存歯数が増加した場合，根面う蝕の有病者率も増加していく」と述べている．一方で，加齢と歯肉退縮の関係はいまだ不透明である[18]．

　歯周病の治療後は歯肉の腫れがひくために，歯肉が下がり，歯根が露出しやすくなる．つまり，歯周治療も根面う蝕のリスクになる．歯根のう蝕は初期のうちは肉眼ではほとんどわからない．また，年齢が上がれば上がるほど歯髄は細く，鈍感になるため，う蝕が進んでも痛みは出にくくなる．つまり，自覚症状を感じにくくなるので，自身で歯根のう蝕をみつけることは難しい．このため，歯科の定期通院が大事になる．発見した場合は，削って修復処置をしたり，フッ化物を使って再石灰化を促す治療，フッ化ジアンミン銀を塗布する治療などを行う．

2）セルフケアとしての電動歯ブラシ

　電動歯ブラシはもともと手が不自由な人など特別な人を支援するために開発されたものである．このため，軽く当てるだけでよく，手先が動きにくくなっている高齢世代には向いている．元気なうちから電動歯ブラシに慣れておくのも1つの方法である．ただし，電動ブラシは通常の歯ブラシ以上に正しく磨くことが難しい．このため，使用にあたっては歯科を受診し，歯科医師，歯科衛生士に使用法の指導を受けることを推奨する．

5 要介護高齢者の口腔健康管理

1. 口腔健康管理と誤嚥性肺炎

1) 要介護高齢者の特徴

2023年9月15日現在において日本の高齢者人口は3,623万人，高齢化率は29.1％であり，世界一の超高齢社会である．一方，2020年の人口動態統計では誤嚥性肺炎の死亡数が第6位[1]となっている．誤嚥とは雑菌を含む唾液などの口腔・咽頭内容物，食物などを気道内に吸引することであり，誤嚥により生じる肺炎は誤嚥性肺炎とよばれ，高齢者の肺炎のうち70％以上が誤嚥性肺炎と報告されている[2]．一般の肺炎患者と異なり高齢患者の20～30％では明確な症状，所見を示さないまま肺炎が進行し重症化しやすいため注意が必要である．いつもより元気がない，食思不振，不穏，せん妄，失禁などの非典型的症状を呈することもあり，食事中の「むせ」，食後の嗄声および繰り返す微熱などが誤嚥を疑う根拠となる．肺炎を繰り返す高齢者の多くは，不顕性誤嚥と考えられている．肺炎を繰り返す高齢者においては嚥下反射と咳反射，さらには免疫力の低下が原因とされている[3,4]．

2) 肺炎と誤嚥性肺炎の原因細菌の違い

市中肺炎の原因細菌は，肺炎球菌，*Maraxella catarrhalis*，インフルエンザ菌などであり，非定型性のものは肺炎クラミジア，肺炎レジオネラ，肺炎マイコプラズマなどである[3,5,6]のに対して，誤嚥性肺炎の原因となるのは，口腔内常在菌や歯肉溝や歯周ポケット内で増加する嫌気性グラム陰性細菌を中心とするものである[7-9]．さらに要介護高齢者の誤嚥性肺炎起因微生物は，義歯プラークなどに潜伏することも報告されている[10]．

3) 口腔健康管理の重要性

要介護高齢者の直接的死因の上位に位置する誤嚥性肺炎は介護，医療の現場で大きな問題となっており，発症する要因として，加齢による全身の免疫機能低下や，疾患による嚥下障害や喀痰機能障害，さらには経管栄養による口腔乾燥などが挙げられる．歯科医師や歯科衛生士の口腔衛生・機能への介入（口腔健康管理）により口腔環境が改善し，誤嚥性肺炎の予防につながる．実際に，アメリカのNational Health and Nutrition Examination Survey I（NHANES I）の23,808名のデータを用いた研究から，呼吸器疾患を発症した群は発症しなかった群と比較してoral hygiene index（OHI，0～6で算出）が有意に高かったこと，さらにOHIが0の群と比較して，OHIが6の群では肺炎発症のオッズ比が4.5と有意に高いことが示された[11]．これらのことから，口腔内においてバイオフィルムを形成する微生物が誤嚥性肺炎の原因となっている可能性があり，それら口腔内細菌を少なくするための口腔清掃を中心とした口腔健康管理が必要であることが示唆されている[12,13]．口腔健康管理は口腔内の快適さを改善するだけでなく，生命予後の改善にもつながると考えられるため，要介護高齢者の口腔健康管理は今後さらにその重要性を増していくであろう．

4) 要介護高齢者の口腔健康管理

口腔健康管理とは口腔衛生管理・機能管理を包括し，歯科医療従事者が口腔内の衛生状態を改善し，口腔の持つさまざまな機能が障害された場合，それらが健全に機能するよう対応することと定義されている．ちなみに，口腔ケアとは歯科医療従事者以外のものが行う行為を指す一般用語である（図2-1）．

ここでは口腔衛生管理について，一般的な手順を示す．しかし，患者ごと，施設ごとに事情は大きく異なるため，ケースごとに臨機応変な対応が求められる．最も注意すべき点として，不用意な口腔衛生管理は誤嚥性肺炎につながるため，除去したバイオフィルムを誤嚥させないことが大原則

口腔健康管理

口腔機能管理
歯科治療（う蝕治療，歯周治療，補綴治療など）
摂食機能療法

口腔衛生管理
バイオフィルム（デンタルプラーク，舌苔）除去，歯石除去，
PTC，PMTC

口腔ケア：医師，看護師，言語聴覚士，介護職員など他職種が行う
1. 口腔清掃
2. 食事を行う上での行為（嚥下体操，口唇・舌・頬粘膜ストレッチ訓練，
唾液腺マッサージ，食事介護など）

図2-1　口腔健康管理の概念

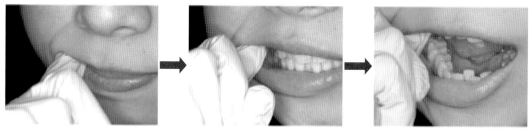

図2-2　口腔衛生管理の手順（開口の準備）
口唇周囲から頬粘膜を膨らませるように触っていき，開口を促す．

である．

　また，日常的に口腔衛生状態を良好に保つためには施設職員，家族などによる口腔ケアが必須であり，当該者に対する指導も重要である[14]．

　なお，COVID-19患者への対応を含めた感染防止については，「歯科訪問診療における感染予防策の指針　2022年版」[15]を参照されたい．

（1）体位を整える

・座位が可能であれば椅子に座らせ，前方もしくは後方から介助を行う．

・寝たきりの場合，誤嚥性肺炎予防のため30度の仰臥位をとる（セミファーラー位）．枕を使って頸部を前屈させることで，さらに誤嚥予防になる．

・片麻痺がある場合には健側を下にした側臥位をとる．

（2）開口の準備

・口腔ケアを行う前に，口唇周囲をマッサージし，口唇の緊張をとる．口角から指を静かに挿入し，頬粘膜を膨らませながら上下・左右に動かす（図2-2）．

（3）口腔衛生管理

a. 保湿

・要介護高齢者は口唇，口腔内が乾燥している場合が多いため，まずは水道水，機能水，保湿剤などで湿らせたガーゼを乾燥部位に設置し，保湿を行う．

・口唇の乾燥，口角炎がある場合はワセリンなどで保湿を行う．

b. 除去物の咽頭への落下防止への配慮

・除去物の咽頭への落下を防止するため，よく絞った湿潤ガーゼの端を丸めて口腔内に挿入してもよい（図2-3）．

・デンタルフロスや歯間ブラシを使用する際は，舌側（口蓋側）から頬側に引くようにしてプラークを除去する．

・吸引しながら実施することが望ましいが，吸引装置がない場合はガーゼなどで余剰な水分を吸

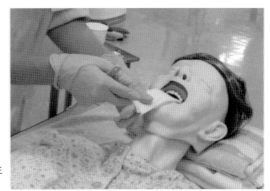

図 2-3　除去物の咽頭への落下防止への配慮
よく絞った湿潤ガーゼを口腔内に設置しながら口腔衛生
管理を行い，除去物の誤嚥を防止する.

収しながら行う.
・ジェル状の保湿剤を使用する場合には，口腔衛生管理後に口腔内に残存した保湿剤を完全に除
　去する.

c. 各部バイオフィルムの除去

i　歯面の清掃

・介助が必要な高齢者には軟毛の歯ブラシを使用し，自立している者には普通の硬さの歯ブラシ
　を用いる. そのほかに必要に応じてタフトブラシ，歯間ブラシ，フロスを使用する.
・口腔衛生状態が悪く，歯肉の抵抗性が減弱している場合には，歯肉を傷つけないように軟らか
　めの歯ブラシを使用する.

ii　舌や粘膜の清掃

・濡らした粘膜ブラシを使用する.
・炎症が起きている部位などは水で湿らせた綿棒などで優しく清掃する.
・舌苔を除去する際は，口腔湿潤剤などで保湿したのちに，舌根から舌尖部へ向かう方向で愛護
　的に軽くブラシを動かす. 1度に5回程度擦過し，舌苔の付着状況に応じて1日1～3回舌の
　清掃を行う.
・頬粘膜，口蓋の清掃をする際は，優しくなでるように奥から手前にブラシを動かす. 1度に5
　回程度擦過し，沈着物の付着状況に応じて1日に1～3回行う.

d. 痂皮の除去

・口腔乾燥が重篤なケースでは痂皮が沈着している場合があるが，無理に剥がそうとすると出血
　することがあるため，水などで十分に湿潤させ，軟化させてから注意深く剥離を試みる[16].

e. 洗口

・基本的には水道水で行うが，機能水の使用を選択することも視野に入れる.
・アルコールは口腔乾燥を助長するため，含嗽剤を使用する場合はアルコール非含有の含嗽剤を
　使用する.
・介助が必要な高齢者では，誤嚥に注意しながら，下顎を引き，下を向いてもらいながらうがい
　の練習をする.

（4）義歯の清掃

・義歯を外した際，粘膜の状態を確認し，義歯性カンジダの有無を確認する.
・水を張ったプラスチック製のたらいなどの上で義歯洗浄を行い，落下時の義歯破損を予防する.

（5）保湿剤の塗布

・ジェル状の保湿剤は咽頭に残存し，呼吸困難に陥る場合があるため，安易に使用しない.
・保湿剤が必要な場合は必要最低限量の使用にとどめる.

2. 多職種連携

1）超高齢社会における歯科の役割

　高齢化の進展に伴い，加齢による口腔機能の低下への対応が求められてきている．口腔機能の低下は，オーラルフレイルやそれに伴う全身フレイル・心身機能低下へとつながるため，単に口腔疾患を予防，修復するということだけではなく，「食べる・話す・呼吸する」という生命維持活動をサポートし，ADL（activities of daily living），QOL（quality of life）を改善させることが高齢者における歯科医療の目的となる．おいしく食事ができること，おしゃべりを楽しむことは高齢者の大きな生きがいであり，さらに誤嚥することなく呼吸器官が機能することは生命に直結するため，これらを支える口腔機能，摂食嚥下機能を改善させることで，身体的・精神的な回復を期待することができる．したがって，特に要介護高齢者に対しては，QOL の維持向上に寄与する口腔機能の維持回復を達成するための，安全かつ効果的な歯科医療を提供する必要がある．

2）要介護高齢者の歯科治療と多職種連携

　要介護高齢者の歯科治療は歯科単独で行うものではなく，医科と歯科に加えて介護の相互連携を基盤とした地域包括ケアシステムの中で行うため，多職種との連携が必須となる．歯科治療は一般的に生命に直結する医療というよりは，QOL の維持・向上に寄与する側面が多く，医療介護連携システムの中での位置付けが明確になっていない．そのため，要介護高齢者の口腔機能の評価や管理は必ずしも行われておらず，患者本人の意欲や機能の低下により口腔管理が放置されている場合も多い．また，要介護者はさまざまな全身疾患に罹患していることも多く，最善の治療的アプローチをとることが叶わず，戦略的抜歯などの妥協的なアプローチとならざるを得ない場合も多い．また，終末期においては治療・管理目標の変更を伴うことも多々ある．このような状況下で，安全で効率のよい歯科治療を行っていくためには，かかりつけ医との綿密な連携に加え，急性期・回復期病院からの医療情報提供から，全身疾患の罹患状況，予後など心身の状態を把握する必要がある．そのうえで，患者・家族の医療チームの一員として対等に意思を伝え治療方針を決め，医療者とともに疾患と向き合う「患者協働」の医療を実施する必要がある．

　連携の手段としては，ケアカンファレンスへの参加に加えて，要介護者・介護者を含めた毎日の症状や要望についてサービス提供者間の申し送りを記録することなどが有効である．要介護者を中心に介護者および医師，看護師，理学療法士等の関連する職種に対して，綿密な連携のもと日々の口腔ケアを指導することが望まれる．口腔ケアは介護業務の1つではあるが，食事介助や排泄介助などと比較すると優先順位が低くなりやすく，介護者に口腔ケアの意義や実施方法の知識が不足している場合が多い．そのため，歯科医療従事者は，口腔健康管理を実施するのみならず，介護者への指導を通じて日々の口腔ケアの質を向上させる必要がある．

3）多職種連携を成功させるために

　多職種連携を円滑に実施するためには，従来の歯科医療の知識だけでなく，医療・介護・福祉領域の知識を習得し，他職種と円滑なコミュニケーションを行うことが欠かせない．具体的には以下の点に留意する必要がある．

　　① 他分野の知識の習得
　　② 共通言語で情報を伝える
　　③ 他職種との密な情報共有
　　④ 患者の状態把握の一致
　　⑤ 他職種との良好な関係性の構築（聞きやすい，相談しやすい関係性）
　　⑥ 他職種の専門性を理解し，業務分担を明確にする

3. 健康寿命

1） 健康寿命の定義

寿命を示す指標としては「0歳時における平均余命」を示す平均寿命が一般的であったが，世界保健機関（WHO）が2000年に健康寿命という新たな寿命を示す指標を提唱した．これは，「健康な状態で生活できることが期待される平均期間」を表す指標で，従来からの平均寿命から介護状態（寝たきり，認知症等）の期間を除いた期間と定義できる[17]．

健康寿命＝平均寿命－介護状態期間

2） 健康寿命が注目される背景

日本の平均寿命は延伸し，2022年現在，男性81.47歳，女性87.57歳（厚生労働省2022年8月8日発表）となり，男女合わせた平均では日本は世界第1位の長寿国である[18]．日本は少子化が進む一方で，2007年に高齢化率が21％を超え，超高齢社会に突入し加速する高齢化は医療費や社会保障費に大きな影響を与える状況となった．高齢者が健康で活動的な生活が送れるうちは問題ないが，平均寿命の延伸とともにフレイルになる，ADL（日常生活動作：activities of daily living）が低下し，医療や介護を必要とする人口や期間が増加することは，医療費や社会保障費の圧迫を生じ，社会保障制度の破綻を招く可能性がある．そこで，健康寿命という概念が重要な指標となる．

3） 国内の健康寿命の動向

厚生労働省の発表では，2001年以来，平均寿命，健康寿命はともに延伸傾向にある（2021年は前年より短縮）が，両者の差である介護状態での生活期間は男性が8〜9年，女性が12年程度で，ほぼ変化がない（図2-4）[19]．

4） 健康寿命に対する日本の政策と歯科の果たす役割

日本政府はこのような状況を鑑みて，2019年に策定された「健康寿命延伸プラン」では，2016〜2040年までに健康寿命を3年以上延伸し，75歳以上とすることで，平均寿命の延伸を上まわる健康寿命の伸びを実現することを目標としている[20]．

そのためにも，

①次世代を含めたすべての人の健やかな生活習慣形成

②疾病予防・重症化予防

③介護予防・フレイル対策，認知症予防

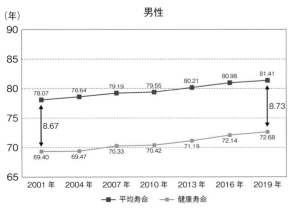
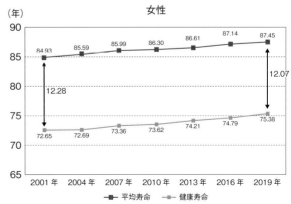

図2-4　平均寿命と健康寿命の推移および両者の差（厚生労働省，2020.[19] より改変）

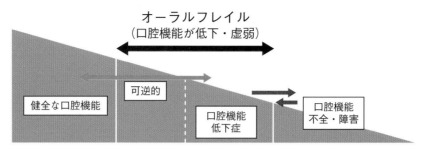

オーラルフレイルは，わずかなむせや食べこぼし，滑舌の低下といった口腔機能が低下した状態
口腔機能低下症は，検査結果に基づく疾患名

図 2-5　オーラルフレイルの概念図

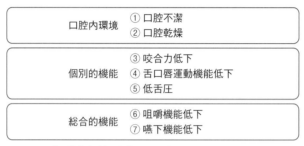

「口腔機能低下症」7 項目中，3 項目以上該当
図 2-6　口腔機能低下症の検査項目（日本老年歯科医学会，2022.[23]）

の3分野を中心とした取り組みを推進することを表明している.

歯科分野においては，②の小項目：「歯周病等の対策の強化【60 歳代における咀嚼良好者の割合を 2022 年度までに 80％以上】」および③が大きく関連があると考えられる. さらに 2021 年2月に公表された，国立高度専門医療研究センター6機関の連携による「疾患横断的エビデンスに基づく健康寿命延伸のための提言（第一次）」では，日本人の健康寿命延伸のために必要な予防行動等について，健康を左右する生物学的要因と生活習慣，個人の社会経済的状況や居住する地域社会の社会的・物理的環境 10 項目について目標を設定している[21]. その中に，健診・検診の受診と口腔ケアの項目に目標として，①定期的に健診を・適切に検診を受診する，②口腔内を健康に保つ，を挙げている. また，内閣府での経済財政諮問会議における「経済財政運営と改革の基本方針」の中で 2017〜2021 年にかけて一貫して，口腔内の健康を全身の健康へと結び付ける口腔健康管理の推進を目指しており，近年ではオーラルフレイル対策，疾患の重症化予防と多職種連携という内容も加えられている[22]. 今後の国策上の観点からも，歯科として健康寿命の延伸に貢献する動きを加速させていく必要がある.

5）健康寿命延伸に対する歯科としての貢献

口腔に関連する問題を放置しているとオーラルフレイルに陥ってしまう. フレイル（虚弱）とは，「健康な状態と日常生活でサポートが必要な介護状態の中間」である. オーラルフレイルになると食生活に支障をきたすため栄養の低下をもたらし，全身のフレイル，要介護状態へと進行する（図2-5）. フレイルは可逆的であり，早期発見，適切な介入（治療や予防）によって生活機能の維持向上が可能である. オーラルフレイルは，わずかなむせや食べこぼし，滑舌の低下といった口腔機能が低下した状態を示すものである. 一方，口腔機能低下症は，検査結果に基づく疾患名であるが（図2-6）[23]，この段階では地域の歯科診療所で対応が可能である. さらに，咀嚼障害・摂食機能障害になった場合は，専門的な知識を持つ医師・歯科医師による介入が必要になる.

低栄養の判断基準

- ・BMI：18.5 以下
- ・体重変化率：1 か月 5%以上減少または半年 10%以上減少
- ・アルブミン値：3.5g/dL 以下

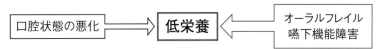

さらに，特に**高齢患者**の場合には

- ・社会的要因（貧困，独居，孤食，介護不足など）
- ・加齢（食欲低下，臭覚・味覚障害など）
- ・精神・心理的要因（認知機能障害，誤嚥・窒息の恐怖，鬱など）
- ・その他（食形態の問題，誤った食生活の認識や栄養状態の評価など）
- ・薬剤服用による低栄養
    - ＊食欲を減退させるような意識状態に変化を来す薬剤：抗けいれん剤，抗不安剤，抗神経薬，睡眠剤
    - ＊中毒を来す可能性のある薬剤：テオフィリン製剤，ジギタリス，抗痙攣剤
    - ＊腸運動に影響を与える薬剤：Ca 拮抗薬，抗コリン剤

図 2-7　低栄養の基準

　さらに，オーラルフレイルによる低栄養も大きな問題となる（図 2-7）．したがって，オーラルフレイル期の介護予防による対応，遅くとも口腔機能低下症における専門的な歯科的対応が，健康寿命の延伸に大きく貢献すると考えられる．

引用文献・参考文献

❶ 高齢者への配慮

1）日本老年歯科医学会編：認知症の人への歯科治療ガイドライン．医歯薬出版，東京，2019．
2）森戸光彦編集主幹：老年歯科医学．第2版，医歯薬出版，東京，2022．

❷ 歯周治療に必要な検査と評価

1）厚生労働省：平成28年歯科疾患実態調査（https://www.mhlw.go.jp/toukei/list/62-28.html）．2016．
2）Beck JD, et al.：Periodontal Medicine：100 Years of Progress．J Dent Res, 98；1053-1062, 2019．
3）Dominy SS, et al.：*Porphyromonas gingivalis* in Alzheimer's disease brains：Evidence for disease causation and treatment with small-molecule inhibitors．Sci Adv, 5（1）：eaau3333, 2019．
4）日本歯周病学会：歯肉炎の歯周組織炎症を簡便に評価する "PISA" について（https://www.perio.jp/member/news/organization/organization/medical/6631.shtml）．
5）井上裕貴ほか：多施設後ろ向き観察研究による臨床指標としての歯周炎症表面積の基準値．日歯周誌，61（4）：159-167, 2019．
6）西　裕美ほか：PISA は医科歯科連携の共通言語となりうるか．日歯周誌，64（1）：36-38, 2022．
7）Jockel-Schneider Y, et al.：Impact of anti-infective periodontal therapy on parameters of vascular health．J Clin Periodontol, 45（3）：354-363, 2018．
8）Iwasaki M, et al.：Periodontitis, periodontal inflammation, and mild cognitive impairment：A 5-year cohort study．J Periodontal Res, 54（3）：233-240, 2019．
9）Leira Y, et al.：Periodontitis as a risk indicator and predictor of poor outcome for lacunar infarct．J Clin Periodontol, 46（1）：20-30, 2019．
10）日本歯周病学会編：歯周治療のガイドライン2022．医歯薬出版，東京，2022．
11）森田　学ほか：歯周疾患の疫学指標の問題点と課題．口腔衛生会誌，64：299-304, 2014．
12）厚生労働省：後期高齢者を対象とした歯科健診マニュアル（https://www.mhlw.go.jp/content/000410121.pdf）．2018．
13）WHO：Oral health surveys：Basic methods Geneva：World Health Organisation．1997．
14）Baelum V, et al.：Relationship between CPITN and periodontal attachment loss findings in an adult population．J Clin Periodontol, 22（2）：146-152, 1995．
15）吉成伸夫：高齢者への歯周病治療の必要性と口腔健康管理のなかでの位置づけ．老年歯学，35（1）：11-14, 2020．

❸ 患者への説明と同意

1）健康長寿ネット：高齢者の身体的特徴（https://www.tyojyu.or.jp/net/kenkou-tyoju/kenkou-undou/shintaiteki-tokucho.html）．（参照：2024年3月9日）
2）健康長寿ネット：自立生活の指標：日常生活動作（ADL）とは（https://www.tyojyu.or.jp/net/kenkou-tyoju/kenkou-undou/jiritu.html）．（参照：2024年3月9日）
3）健康長寿ネット：ADL低下（日常生活動作）（https://www.tyojyu.or.jp/net/byouki/rounensei/adl.html）．（参照：2024年3月9日）

❹ 通院が可能な高齢者への歯周治療

1）厚生労働省：歯科検診の受診状況．平成28年国民健康・栄養調査，2016．
2）厚生労働省：年齢階級別の推計患者数の年次推移．中央社会保険医療協議会総会（第352回）議事次第（出典：厚生労働省患者調査），2016．
3）厚生労働省：診療内容別の外来受療率．中央社会保険医療協議会総会（第352回）議事次第（出典：厚生労働省患者調査），2016．
4）吉江弘正ほか：患者さんのエイジングに備える高齢者への歯周治療と口腔管理．インターアクション，東京，11, 2018．
5）荒井秀典：フレイルの意義．日老医誌，51：497-501, 2014．
6）内閣府：介護が必要になった主な原因．平成29年高齢社会白書，2017．
7）垣越咲穂：転倒予防における病院内多職種連携の課題―薬剤師の立場から．日転倒予会誌，5（3）：15-20, 2019．
8）日本老年歯科医学会：歯科診療を実施するうえで認知症ケアの手法を学ぶのは有効か．認知症の人への歯科治療ガイドライン，医歯薬出版，東京，43-45, 2019．
9）日本老年歯科医学会：健常なときからの定期的な歯科管理は，認知症の発症予防・重症化予防に有効か．認知症の人への歯科治療ガイドライン，医歯薬出版，東京，52-53, 2019．
10）日本歯科医師会：啓発運動　8020運動（https://www.jda.or.jp/enlightenment/8020/dream.html）．
11）日本老年歯科医学会：歯科医療機関における歯の喪失予防・口腔機能低下予防は認知症の発症予防・重症化予防に効果的か．認知症の人への歯科治療ガイドライン，医歯薬出版，東京，57-59, 2019．
12）日本老年歯科医学会：権利擁護的視点．認知症の人への歯科治療ガイドライン，医歯薬出版，東京，64, 2019．
13）Fiske J, et al.：Guidelines for the development of local standards of oral health care for people with demen-

tia. Gerodontology, 23 (Suppl 1)：5-32, 2006.

14）吉江弘正ほか：患者さんのエイジングに備える高齢者への歯周治療と口腔管理．インターアクション，東京，131，2018.

15）Cohen DW, Goldman HM：Clinical observations on the modification of fuman oral tissue metabolism by local intraoral factors. Ann NY Acad Sci, 85：68-95, 1960.

16）Cohen DW, Goldman HM：Oral disease in primates. Ann NY Acad Sci, 85：889-909, 1960.

17）日本口腔外科学会：ビスホスホネート系薬剤と顎骨壊死〜理解を深めていただくために〜.

18）日本医療機能評価機構：Minds ガイドラインライブラリ CQ7 糖尿病患者の抜歯や歯周基本治療，歯周外科治療の際にワーファリンの服用は中止すべきでしょうか？（https://minds.jcqhc.or.jp/n/cq/D0003347）.

20）吉江弘正ほか：患者さんのエイジングに備える高齢者への歯周治療と口腔管理．インターアクション，東京，133，2018.

21）杉原直樹：根面齲蝕の予防的アプローチ．歯界展望．109（5）：864-872，2007.

22）吉江弘正ほか：患者さんのエイジングに備える高齢者への歯周治療と口腔管理．インターアクション，東京，78，2018.

❺ 要介護高齢者の口腔健康管理

1）総務省統計局：人口推計（https://www.stat.go.jp/data/jinsui/index.html）.

2）Teramoto S, et al.：High incidence of aspiration pneumonia in community- and hospital-acquired pneumonia in hospitalized patients：a multicenter, prospective study in Japan. J Am Geriatr Soc, 56（3）：577-579, 2008.

3）Marik PE：Aspiration pneumonitis and aspiration pneumonia. N Engl J Med, 344（9）：665-671, 2001.

4）矢内　勝：高齢者の誤嚥性肺炎．エキスパートナース，17：43-45，2001.

5）Fernández-Sabé N, et al.：Community-acquired pneumonia in very elderly patients：causative organisms, clinical characteristics, and outcomes. Medicine（Baltimore）, 82（3）：159-169, 2003.

6）Pirali F, et al.：Diagnosis of bronchopulmonary infections by quantification of microflora. Eur J Epidemiol, 10（6）：703-706, 1994.

7）Terpenning MS, et al.：Aspiration pneumonia：dental and oral risk factors in an older veteran population. J Am Geriatr Soc, 49（5）：557-563, 2001.

8）Preston AJ, et al.：Oral flora of elderly patients following acute medical admission. Gerontology, 45（1）：49-52, 1999.

9）Shay K：Infectious complications of dental and periodontal diseases in the elderly population. Clin Infect Dis, 34（9）：1215-1223, 2002.

10）Sumi Y, et al.：High correlation between the bacterial species in denture plaque and pharyngeal microflora. Gerodontology, 20（2）：84-87, 2003.

11）Scannapieco FA, et al.：Associations between oral conditions and respiratory disease in a national sample survey population. Ann Periodontol, 3（1）：251-256, 1998.

12）Yoneyama T, et al.：Oral care and pneumonia. Oral Care Working Group. Lancet, 354（9177）：515, 1999.

13）Adachi M, et al.：Effect of professional oral health care on the elderly living in nursing homes. Oral Surg Oral Med Oral Pathol Oral Radiol Endod, 94（2）：191-195, 2002.

14）日本老年歯科医学会：口腔ケアリーフレットおよび高齢者施設職員向け口腔ケアの手引き（https://www.gerodontology.jp/publishing/guideline_oralcare.shtml）. 2021.

15）日本老年歯科医学会：歯科訪問診療における感染予防策の指針　2022年版（https://www.jstage.jst.go.jp/article/jsg/36/supplement/36_76/_article/-char/ja）. 2022.

16）日本老年歯科医学会：非経口摂取者の口腔粘膜処置（https://www.gerodontology.jp/committee/file/info_20200402.pdf）. 2020.

17）厚生労働省：e-ヘルスネット　健康寿命（https://www.e-healthnet.mhlw.go.jp/information/hale）.

18）厚生労働省：令和3年簡易生命表の概況（https://www.mhlw.go.jp/toukei/saikin/hw/life/life21/index.html）. 2020.

19）厚生労働省：平均寿命と健康寿命の推移．令和2年版厚生労働白書—令和時代の社会保障と働き方を考える—（https://www.mhlw.go.jp/stf/wp/hakusyo/kousei/19/backdata/01-01-02-06.html, 2020）.

20）厚生労働省：健康寿命延伸プラン（https://www.mhlw.go.jp/content/12601000/000514142.pdf）.

21）国立がん研究センター：国立高度専門医療研究センター6機関の連携による「疾患横断的エビデンスに基づく健康寿命延伸のための提言（第一次）」公開（https://www.ncc.go.jp/jp/information/pr_release/2021/0219/index.html, https://www.ncc.go.jp/jp/cpub/division/cohort_research/project/6nc_cohort/6NC_20210219.pdf）. 2021.

22）内閣府：経済財政諮問会議の取りまとめ資料（https://www5.cao.go.jp/keizai-shimon/kaigi/cabinet/cabinet-index.html）.

23）日本老年歯科医学会：口腔機能低下症　保険診療における検査と診断（https://www.gerodontology.jp/committee/file/oralfunctiondeterioration_document.pdf）. 2022.

高齢者の歯周治療ガイドライン 2023　　　ISBN978-4-263-45682-8

2024年3月25日　　第1版第1刷発行

編　集　特定非営利活動法人
　　　　日本歯周病学会

発行者　白　石　泰　夫

発行所　**医歯薬出版株式会社**

〒113-8612　東京都文京区本駒込 1-7-10
TEL. （03）5395-7638（編集）・7630（販売）
FAX. （03）5395-7639（編集）・7633（販売）
https://www.ishiyaku.co.jp/
郵便振替番号 00190-5-13816